AF464574

LEÇONS

SUR LES AFFECTIONS

DE L'APPAREIL LACRYMAL

COMPRENANT

LA GLANDE LACRYMALE ET LES VOIES D'EXCRÉTION DES LARMES

PARIS. — IMPRIMERIE DE E. MARTINET, RUE MIGNON, 2.

LEÇONS

SUR LES AFFECTIONS

DE L'APPAREIL LACRYMAL

COMPRENANT

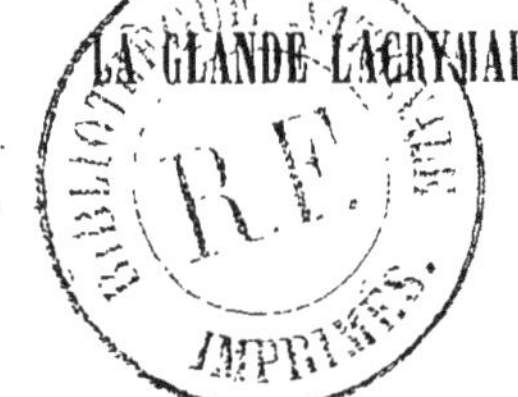

LA GLANDE LACRYMALE ET LES VOIES D'EXCRÉTION DES LARMES

PROFESSÉES

PAR

F. PANAS

Chirurgien de l'hôpital Lariboisière
Professeur agrégé à la Faculté de médecine de Paris
Chargé du cours complémentaire d'ophthalmologie
Membre de la Société de chirurgie, etc.

RÉDIGÉES ET PUBLIÉES

PAR LE DOCTEUR ÉMILE CHAMOIN

Ancien externe des hôpitaux de Paris
Attaché au dispensaire ophthalmologique du bureau central

REVUES PAR LE PROFESSEUR

AVEC FIGURES DANS LE TEXTE

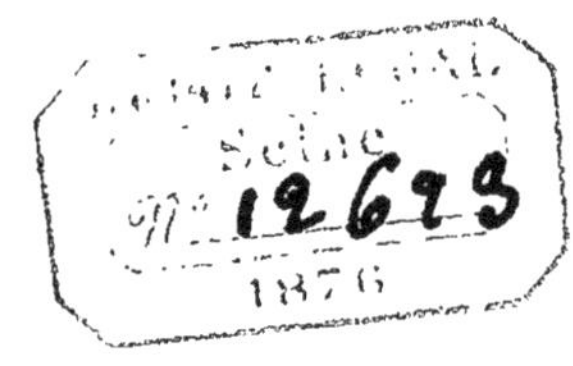

PARIS
V. ADRIEN DELAHAYE ET Cie, LIBRAIRES-ÉDITEURS
PLACE DE L'ÉCOLE DE MÉDECINE
1877

MALADIES
DE
L'APPAREIL LACRYMAL

PREMIÈRE PARTIE

MALADIES DE LA GLANDE LACRYMALE

PREMIÈRE LEÇON

Anatomie et Physiologie. — Pathologie : Plaies; Dacryoadénite aiguë et chronique; Fistules; Kystes.

ANATOMIE

Deux portions, en partie contiguës et en partie continues, constituent la glande lacrymale. Ces deux portions sont inégales en volume : la plus importante se trouve située à l'angle supérieur et externe de l'orbite ; l'autre, placée dans l'épaisseur de la paupière supérieure, est encore connue sous le nom de glande accessoire de Rosenmüller. Cette seconde portion, qui occupe la partie externe de la paupière, est située entre le tendon du releveur, en avant, et l'expansion palpébrale de l'aponévrose orbitaire doublée de la conjonctive, en arrière.

Des liens cellulo-fibreux très-résistants fixent la portion orbitaire de la glande au périoste de l'os frontal, et s'opposent ainsi à tout déplacement. Cette même portion est séparée du tissu cellulo-graisseux de l'orbite par la membrane de Ténon, d'où la possibilité de l'extirper sans ouvrir la loge aponévrotique de l'œil. Cette disposition constitue encore un obstacle efficace à la propagation rapide des affections de la glande du côté de la cavité orbitaire.

Les canaux excréteurs de la glande lacrymale, en nombre variable, s'ouvrent au fond du cul-de-sac de la conjonctive ; là, ils sont rangés suivant une ligne transversale qui se termine à la commissure externe des paupières.

Pour le professeur Gosselin, dont les recherches remontent à 1843, la portion orbitaire de la glande possède *deux* canaux excréteurs, tandis qu'il en a compté de *six* à *huit* pour la portion palpébrale. Tous ces canaux, indépendants selon l'auteur, viendraient s'ouvrir isolément dans le cul-de-sac de la conjonctive.

D'après Sappey (1), le nombre des canaux excréteurs de la portion orbitaire de la glande, varie de *trois* à *cinq*. Ces canaux recevraient ceux de la portion palpébrale qui serait ainsi privée de canaux excréteurs indépendants. Toutefois, Sappey admet que, dans le cas où les lobules palpébraux de la glande sont très-multipliés, il en est quelques-uns qui possèdent des conduits excréteurs indépendants. *Deux* de ces derniers, assez constants, seraient situés vers la limite interne de la glande, et *un* autre, vis-à-vis le raphé commissural externe des paupières. En résumé, il y a habituellement, selon Sappey, *six* à *huit* canaux excréteurs : *trois* à

(1) Sappey, *Bull. de la Société de Biologie.* 1853.

cinq principaux sont communs aux portions orbitaire et palpébrale de la glande, tandis que *deux* ou *trois* correspondent à des lobules égarés de la portion palpébrale.

Béraud (1) admet, comme Gosselin, *deux* canaux princi-

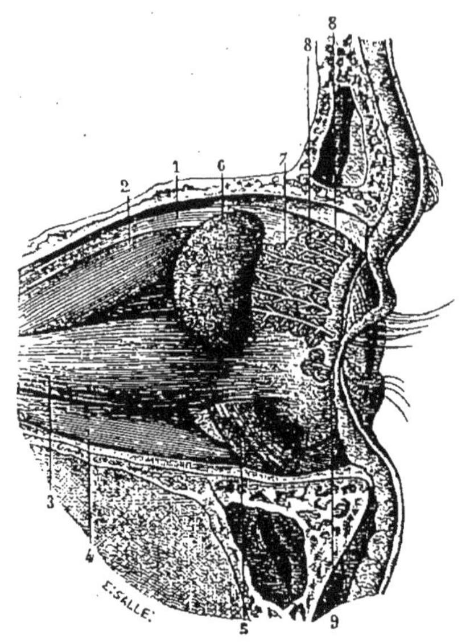

FIG. 1 (d'après Sappey). — 1. Muscle élévateur de la paupière supérieure.— 2. Muscle droit supérieur. — 3. Muscle droit externe. — 4. Muscle droit inférieur.—5. Muscle petit oblique — 6. Portion orbitaire de la glande lacrymale. — 7, 8, 9. Lobules isolés de la portion palpébrale de la glande lacrymale.

paux pour la glande orbitaire, mais il fait varier le nombre de ceux appartenant à la glande palpébrale entre *huit* et *quinze*.

Pour P. Tillaux (2), les deux dispositions décrites par Gosselin et par Sappey existeraient; aussi admet-il deux types ou variétés anatomiques.

Dans l'une de ces variétés, qui est de beaucoup la plus fréquente (13 fois sur 15 préparations), la disposition est

(1) Béraud, *Bull. de la Société de Biologie*. 1858.
(2) Tillaux, *Thèse inaugurale*, p. 27-31. Paris, 1862.

celle indiquée par Gosselin, avec cette différence toutefois, qu'au lieu de deux canaux excréteurs pour la glande orbitaire, Tillaux en a rencontré de trois à cinq ; en même temps, il en a compté jusqu'à douze et plus, dans la portion palpébrale de la glande. L'auteur ajoute qu'il n'a pas trouvé deux glandes lacrymales ayant une disposition identique, non-seulement chez des individus différents, mais encore d'un côté à l'autre sur le même sujet; aussi, attache-t-il une faible importance au nombre exact des conduits excréteurs. Ici le volume supplée au nombre, et réciproquement.

Dans l'*autre* variété, les choses sont disposées comme cela a été indiqué par Sappey, c'est-à-dire que la portion palpébrale de la glande lacrymale se confond en majeure partie avec la portion orbitaire. Quelques lobules seuls viennent s'ouvrir isolément sur la conjonctive.

Ces variétés anatomiques sont importantes à connaître lorsqu'il s'agit de déterminer l'influence que les maladies de la glande ou son extirpation peuvent exercer sur la sécrétion des larmes. L'indépendance plus ou moins complète des deux portions, orbitaire et palpébrale, nous explique comment l'une ou l'autre de ces portions peut être atteinte isolément par une affection quelconque.

La glande se trouve traversée, d'arrière en avant, par plusieurs rameaux du *nerf lacrymal*, qui lui abandonnent des filets nombreux. Le nerf lacrymal, ainsi que toutes les autres divisions de la branche ophthalmique de Willis, possède des éléments sympathiques ; de plus, il reçoit un rameau anastomotique du nerf maxillaire supérieur, auquel il en envoie un à son tour. Enfin, le ganglion ophthalmique fournit un filet qui accompagne l'artère lacrymale et qui pénètre avec elle dans la glande. On conçoit donc sans peine que des excitations, même éloignées, des nerfs sensitifs de la face, ainsi que l'irritation ou la paralysie du nerf grand sympathique cervical, puissent exercer une action directe sur la sécrétion lacrymale, soit en l'accélérant, soit en la ralentissant.

Magendie (1), ayant piqué sur l'homme la branche ophthalmique à l'aide d'une aiguille galvanique, vit constamment l'action du courant augmenter la sécrétion des larmes. On sait, d'autre part, que toute irritation portée sur la conjonctive ou la muqueuse nasale, produit le même effet.

Dans les efforts violents, et en général dans les actes qui entraînent la suspension momentanée de l'inspiration, tels que le rire, l'éternument, etc., on observe l'hypersécrétion des larmes ; par contre, leur quantité se trouve notablement diminuée pendant le sommeil. Nous ne parlons point ici des impressions morales vives, telles que la joie, la tristesse, la colère, qui exercent une influence accélératrice sur la sécrétion lacrymale, sinon pour dire que, très vraisemblablement alors, le grand sympathique est la voie suivie par l'influx incitateur encéphalique. La rougeur ou la pâleur du visage qui accompagnent si souvent le rire, les pleurs, et en général toutes les sensations morales vives, sont autant de phénomènes vaso-moteurs sympathiques du même ordre.

L'*artère lacrymale*, qui alimente la glande, est une des branches les plus volumineuses de l'ophthalmique : parfois elle vient de la méningée moyenne. Des *veinules* nombreuses lui correspondent, et elles se jettent dans la veine ophthalmique. Quant aux lymphatiques, ils sont encore incomplètement connus.

(1) Magendie, *Précis élémentaire de physiologie*, t. I, p. 39. Paris, 1838.

PHYSIOLOGIE

Demtschensco (1) a expérimenté sur des chiens, des chats et des lapins, préalablement narcotisés par la morphine, avec les résultats que voici :

L'excitation électrique du nerf temporo-maxillaire n'exerce aucune influence sur la sécrétion de la glande lacrymale.

L'excitation du grand sympathique exagère à la fois cette sécrétion et celle de la conjonctive. L'hypersécrétion lacrymale, par action réflexe, qui survient à la suite de l'excitation de divers nerfs crâniens (frontal, sous-orbitaire, nasal, lingual, glosso-pharyngien et pneumogastrique), n'est pas empêchée par la section du grand sympathique, tandis qu'elle cesse de se produire après que le nerf lacrymal a été coupé. Ce phénomène réflexe n'est qu'incomplétement éteint par la chloroformisation.

Les larmes conservent leur alcalinité aussi bien après l'excitation du trijumeau qu'après celle du grand sympathique, avec cette différence toutefois que, lorsqu'on excite chez le lapin le cordon sympathique, les larmes deviennent troubles (sans doute par suite du mélange d'une quantité surabondante de mucus conjonctival), tandis qu'elles restent claires et transparentes par l'excitation du trijumeau.

La paralysie de ce dernier nerf, chez l'homme, abolit bien la sécrétion lacrymale, mais elle n'influence en rien l'humectation de l'œil par la sécrétion du mucus conjonctival.

Les troubles circulatoires de la glande lacrymale entraî-

(1) Demischensco, *In Pflüger's Archiv.* Sept. 1872. — *Zur Innervation der Thranendruse.*

nent des changements dans la sécrétion : c'est ainsi que la ligature de l'artère carotide fait baisser la sécrétion produite par l'excitation électrique du nerf lacrymal du même côté, tandis que la ligature des veines et toute gêne respiratoire augmentent considérablement la quantité des larmes.

Les larmes sont constituées par un liquide clair et limpide, d'une saveur salée et d'une réaction neutre ou légèrement alcaline. Ce liquide renferme 99 pour 100 d'eau et une partie seulement de principes solides. Le chlorure de sodium, le phosphate de soude, le phosphate de chaux et une certaine quantité de soude à l'état libre, composent le résidu solide. Y a-t-il des conditions physiologiques ou pathologiques qui puissent faire varier la composition chimique des larmes? Cela est fort probable, si l'on songe que dans certains cas on voit se développer des calculs ou dacryolithes, aussi bien dans les conduits lacrymaux que dans le sac. C'est aller toutefois trop loin que de prétendre, avec certains auteurs, que des modifications apportées dans l'alcalinité ou la richesse saline du liquide lacrymal, soient capables de provoquer le développement d'une tumeur lacrymale. C'est cependant en se fondant sur une semblable hypothèse, que ces auteurs ont été jusqu'à proposer l'ablation de la glande comme mode de traitement de la dacryocystite!

PATHOLOGIE

Plaies.

La glande lacrymale peut être lésée dans certaines plaies pénétrantes de l'orbite. Larrey (1) cite un cas où un fragment de projectile se logea dans la portion orbitaire de la glande;

(1) Larrey, *Chirurgie clinique*, t. I, p. 396. 1829.

après extraction du corps étranger et enlèvement de la glande, le malade guérit, et l'œil ne continua pas moins à être humecté comme à l'état normal. A la suite d'une plaie de la paupière supérieure, de Graefe (1) a noté le prolapsus de la glande lacrymale : il réduisit celle-ci, sutura la paupière et guérit ainsi son malade. Un cas du même genre s'est présenté à nous à Lariboisière. Il s'agissait d'une plaie contuse profonde, située à gauche au niveau de l'apophyse orbitaire externe du coronal, avec prolapsus de la glande. Un seul point de suture métallique a suffi pour maintenir la glande en place et pour procurer une cicatrisation régulière des lèvres de la plaie, qui n'avait pas moins de 2 centim. 1/2 de longueur. Au moment où le malade quittait l'hôpital, on constatait une légère induration de la glande, qui a dû sans doute se dissiper par la suite.

Contrairement à ce qu'on observe pour la parotide, on ne possède pas d'exemples de plaies de la portion orbitaire de la glande lacrymale ayant donné lieu à une fistule ou à un dacryops, sorte de tumeur produite par rétention des larmes. Des fistules canaliculaires succèdent, par contre, aux blessures qui intéressent la paupière supérieure en même temps que les conduits excréteurs terminaux de la glande. En pareil cas, on doit réunir par la suture les lèvres de la plaie, si l'on veut éviter la formation de fistules avec ou sans dacryops concomitant.

Inflammation (Dacryoadénite).

On a distingué l'*inflammation aiguë* et l'*inflammation chronique*. De plus, d'après le siége, les auteurs ont décrit

(1) De Graefe, *Arch. für Ophthalm.*, Bd XII, p. 224. 1866.

séparément l'inflammation de la portion palpébrale et celle de la portion orbitaire de la glande.

A. *Dacryoadénite aiguë.* — Cette affection est rare, et l'on n'en connaît qu'un petit nombre d'exemples. Nous avons pu en relever dix cas, parmi lesquels nous citerons ceux publiés par Heymann (1), Haynes-Walton, Schiess-Gemuseus (2), Sichel et Variot (3), Brière (4), Gayat (5), etc.

Causes. — Dans huit cas où l'*âge* du malade est indiqué, nous en trouvons un de 6 ans, un de 7, trois de 10 à 11, un de 35, un de 40, un de 51 ans.

Quant au *sexe*, sur dix cas nous en comptons quatre appartenant au sexe féminin, et six au sexe masculin. La constitution s'est montrée généralement bonne et exempte de signes de scrofule. La dacryoadénite peut être spontanée et dépendre d'un refroidissement; on l'a vue déterminée aussi par un traumatisme, comme une plaie, une contusion, ou le séjour prolongé d'un corps étranger dans le cul-de-sac supérieur de la conjonctive (soie de porc, Mackenzie). Dans l'observation de Heymann, la dacryoadénite s'était montrée à la suite de l'emploi de topiques irritants appliqués d'une façon intempestive contre un ulcère de la cornée. Dans une ou deux des observations publiées, la maladie semble avoir succédé à une dacryoadénite chronique.

Symptômes. — Une *douleur vive* existe dans presque tous les cas. Elle s'accompagne parfois de céphalalgie intense,

(1) Heymann, *Arch. für Ophth.*, t. VII, p. 143

(2) Schiess-Gemuseus, *Klin. Monatsblätter für Augenheilkunde*, p. 100 1871.

(3) Variot, *Contribution à l'etude de la dacryoadénite aiguë.* Thèse de Paris, 1875.

(4) Brière, *Annales d'Oculistique*, t. LXXII, p. 102. 1874.

(5) Gayat, *Annales d'Oculistique*, t. LXXI, p. 26. 1874.

d'insomnie et même de fièvre. La partie externe de la paupière supérieure devient le siége d'un *gonflement dur*, manifestement phlegmoneux, et qui s'accompagne d'un chémosis prononcé de la conjonctive sous-jacente. Lorsque la peau est atteinte par l'inflammation, il n'est pas rare de voir le ganglion préauriculaire s'engorger, ce dont on s'assure en portant le doigt immédiatement en avant du tragus. Généralement, l'œil continue à être lubrifié, bien que la sécrétion lacrymale ait dû subir une diminution.

Rarement la conjonctive enflammée suppure abondamment; cela ne s'observe guère que dans la forme suraiguë de la maladie. Lorsque la portion orbitaire de la glande participe à l'inflammation et qu'elle a acquis un volume notable, le globe oculaire se trouve refoulé en bas et en dedans et ne peut plus se mouvoir librement du côté de la tempe. Le malade accuse, en pareil cas, de la diplopie, à moins que le gonflement œdémateux, entraînant l'occlusion des paupières, ne le réduise momentanément à la vision *monoculaire*, ce qui se rencontre encore assez souvent. Gayat, dans l'observation qui lui est propre, insiste sur la sécheresse de la narine correspondante, mais c'est là un signe qui est loin d'être constant.

Diagnostic. — Les symptômes qui précèdent peuvent dépendre tout aussi bien d'une ostéo-périostite phlegmoneuse de la région que d'une inflammation aiguë de la glande; aussi il y a des cas où l'on hésite tout d'abord à se prononcer entre ces deux affections. — Les signes différentiels qui serviront à établir le diagnostic sont les suivants. — Si l'engorgement occupe exclusivement les paupières, sans s'enfoncer profondément sous la voûte orbitaire et sans y adhérer, on doit conclure nécessairement à l'existence d'une inflammation aiguë de la portion palpébrale de la glande. A peine serait-il nécessaire, en pareil cas, de songer à la possibilité de confondre la dacryoadénite palpébrale avec un chalazion enflammé, tellement ces deux maladies, quoi qu'en dise Mackenzie, nous paraissent faciles à distinguer l'une de l'autre.

S'il s'agit de la *dacryoadénite* orbitaire, on arrivera au diagnostic en tenant compte de la marche généralement rapide de l'affection, de sa délimitation précise dans la région de la glande, au moins au début ; de l'aspect souvent lobulé de l'induration, et, avant tout, de la *saillie* plus ou moins prononcée que la glande enflammée fait dans le *cul-de-sac* supérieur de la conjonctive. — Pour explorer cette saillie, il suffit de renverser la paupière supérieure : ce signe bien constaté ne laissera subsister aucun doute sur la nature de la maladie.

Nous ferons observer à ce propos que, lorsque la glande lacrymale augmente de volume, ou qu'elle est simplement refoulée de sa place (comme nous l'avons noté pour l'exophthalmie anémique qui accompagne la maladie de Basedow), elle tend à se porter en bas et en dedans, repoussant devant elle le cul-de-sac conjonctival. Ce n'est que dans les cas de tuméfaction extrême que la glande fait saillie en arrière, du côté de l'orbite, ou en avant, du côté de la face cutanée de la paupière. Il nous est arrivé parfois de distinguer, à travers la conjonctive distendue, les lobules glandulaires eux-mêmes, en renversant ou simplement en attirant fortement en avant la commissure externe des paupières : mode d'exploration qu'il sera bon de toujours mettre en pratique, pour s'assurer que la glande lacrymale est véritablement le siége de l'affection.

Dans les cas, encore assez fréquents, où la dacryoadénite aiguë se termine par la formation d'un abcès, on doit, après son ouverture, qu'elle ait été spontanée ou artificielle, explorer soigneusement la cavité à l'aide d'un stylet. Si l'on rencontre alors des surfaces osseuses largement dénudées, il y aura toutes les probabilités pour que l'on soit en présence d'une ostéo-périostite orbitaire, bien plutôt que d'une phlegmasie primitive de la glande lacrymale.

Marche et terminaisons. — La dacryoadénite aiguë affecte généralement une marche rapide; quelques jours, une ou deux semaines au plus, suffisent pour que la maladie parcoure tous ses stades. — La terminaison habituelle est la suppuration, qui, abandonnée à elle-même, peut se faire jour à travers la peau, ou encore du côté du cul-de-sac conjonctival, comme dans l'observation de Gayat (de Lyon).

Généralement la dacryoadénite aiguë se montre d'un seul côté.

Nous avons dit que l'inflammation pouvait s'étendre aux deux portions orbitaire et palpébrale de la glande, ou n'attaquer que l'une d'elles isolément. Elle peut même se borner davantage, en se limitant à une partie des glandes conglomérées qui constituent le groupe palpébral, comme cela existait dans l'observation de Brière (du Havre). Dans ce cas, la phlegmasie et l'abcès qui suivit occupaient les deux glandules les plus externes de la portion palpébrale, celles qui avoisinent la commissure externe.

Traitement. — Les antiphlogistiques locaux (cataplasmes, lotions ou fomentations émollientes); les frictions mercurielles et le calomel administré à l'intérieur; l'opium et le chloral, en vue d'apaiser les douleurs et de combattre l'insomnie, constituent autant de moyens dont les heureux effets sont généralement reconnus : ils s'opposent à l'extension de l'inflammation et peuvent enrayer la suppuration. Une fois celle-ci établie, la meilleure conduite à suivre consiste à ouvrir la collection le plus promptement possible, tout en continuant l'usage des moyens indiqués précédemment. L'expérience démontre que les accidents inflammatoires se calment ainsi avec une très-grande rapidité. Nous pensons qu'il est préférable d'ouvrir le foyer par la peau, à l'aide d'une incision parallèle à la queue du sourcil : on maintiendra béantes les lèvres de cette ouverture, en y introduisant une mèche ou un fin tube à drainage; ce dernier permettra, en même temps, de laver l'intérieur de la cavité en suppuration avec des liquides émollients ou légèrement antiseptiques (solution phéniquée légère).

Lorsque la maladie se termine par induration, ou, qu'après avoir suppuré, la région reste dure et empâtée, on aura recours à des badigeonnages de teinture d'iode, mitigée par l'adjonction d'une certaine quantité de glycérine, et à l'application de la pommade d'iodure de potassium iodurée. On administrera, au besoin, l'iodure de potassium par la bouche, à la dose de 0gr.,25, 0gr.,50 ou 1 gr. par jour et même plus, suivant l'âge de l'individu. Il sera également bon de recommander au malade de préserver la région de l'action du froid, qui, d'après les faits relatés dans certaines observations, peut devenir cause de rechute de la dacryoadénite phlegmoneuse.

B. *Dacryoadénite chronique.* — Les détails dans lesquels

nous sommes entré à propos de la forme aiguë de la maladie, nous dispensent d'avoir recours ici à de longs développements.

Causes. — La dacryoadénite chronique est rarement primitive; elle semble dépendre le plus souvent de l'extension d'une inflammation de voisinage, telle qu'une ophthalmie de longue durée, principalement chez les enfants scrofuleux. De Graefe (1) cite trois cas où l'engorgement inflammatoire chronique de la glande, semble avoir eu pour cause l'occlusion de l'œil nécessitée par une opération. Châlons (2) rapporte un fait où l'engorgement des glandes lacrymales reconnaissait pour cause la syphilis; et la même étiologie pourrait être invoquée dans une observation de Sichel (3).

Symptômes et marche. — Habituellement, l'affection n'existe que d'un seul côté; toutefois, dans les trois observations appartenant à Horner (4), Korn et Châlons, les deux glandes étaient prises. Dans le cas relaté par Korn (5), l'induration des deux glandes subsistait au même degré, après quatre mois de durée. Cette induration, qui est le caractère propre de l'affection, occupe le côté externe de la paupière supérieure; elle est peu ou point douloureuse à la pression, et offre exactement la configuration de la portion palpébrale de la glande. La partie correspondante du cul-de-sac supérieur de la conjonctive est occupée par la tumeur, ce dont on s'assure, lorsque le gonflement le permet, en renversant ou en attirant fortement en haut la paupière supérieure. Le

(1) Von Graefe, *Arch. für Ophth.*, Bd IV, p. 658. 1858.
(2) Châlons, *Médical Zeitung des Vereins für Heilkunde in Preussen.* 1859.
(3) Variot, *loc. cit.*, p. 24.
(4) Horner, *Klin. Monatsblätter für Augenheilkunde*, p. 257. 1866.
(5) Korn, *Monatsblätter für Augenheilkunde.* 1869.

globe oculaire, légèrement déplacé en bas et en dedans, est gêné dans le mouvement d'abduction et d'élévation, et cette espèce de strabisme mécanique peut s'accompagner d'un certain degré de diplopie homonyme supéro-externe. On ne connaît rien de positif au sujet des modifications éprouvées par la sécrétion lacrymale, d'autant plus que, conjointement à la dacryoadénite chronique, il existe ordinairement d'autres altérations inflammatoires de la conjonctive bulbaire et du bord libre des paupières.

Cette affection a une marche lente et elle se termine par *induration*. Parfois, sous l'influence d'un refroidissement, la maladie passe à l'état aigu, et l'on voit se former un abcès qui devra être traité comme nous l'avons dit à propos de l'inflammation aiguë de la glande.

Traitement. — Les iodurés, les toniques, l'arsenic et l'huile de foie de morue, secondés par un régime fortement azoté, répondent admirablement aux indications tirées de la constitution du malade (scrofule ou syphilis). Dans le cas observé par Châlons, la guérison fut obtenue très-rapidement sous l'influence d'un traitement mercuriel. Localement, on prescrira les topiques résolutifs, et en particulier la pommade à l'iodure de potassium.

Fistules.

Nous avons déjà dit, en parlant des plaies de la glande, que celles-ci peuvent devenir une cause de fistules temporaires ou permanentes. — L'ulcération de la paupière par un lupus (Arlt) (1) a été également notée comme pouvant être

(1) Arlt, *Der Krankh. des Thränenorgans*, p. 153. Wien, 1863.

le point de départ d'une fistule; et tout porte à croire qu'une ulcération cancroïdale profonde pourrait agir dans le même sens, bien que nous ne connaissions pas d'exemple de ce genre.

A l'exception d'un cas observé par Jarjavay (1), où l'orifice fistuleux existait du côté de la conjonctive, on a constamment vu la fistule s'ouvrir vers la peau. Elle se présente sous la forme d'un pertuis qui laisse écouler, d'une façon intermittente, des gouttelettes d'un liquide incolore, transparent, d'un goût salé et d'une réaction légèrement alcaline, ayant en un mot tous les caractères du liquide lacrymal.

Les fistules canaliculaires ont de la tendance à s'oblitérer, et il n'est pas rare d'observer alors la formation d'abcès, pouvant s'ouvrir à plusieurs reprises, à la suite de poussées inflammatoires successives provoquées par la stagnation des larmes. Il va sans dire qu'en pareil cas, à la fistule du conduit excréteur, a dû s'ajouter son oblitération du côté de la conjonctive, ce qui explique la stagnation des larmes chaque fois que l'orifice fistuleux vient à se boucher.

Au lieu de s'enflammer et de suppurer, le canalicule peut se laisser distendre progressivement, en donnant lieu à la formation d'une sorte de kyste lacrymal (dacryops); ce kyste peut alors se percer, et l'on est en présence de l'affection connue sous le nom de *dacryops fistuleux*, dénomination tirée de la coexistence de la tumeur et de la fistule.

Cette tumeur, d'un volume variable suivant les cas (elle peut atteindre la grosseur d'une petite amande), est molle et cède facilement sous le doigt; il suffit d'une pression

(1) Jarjavay, *Mémoires de la Société de Chirurgie*, t. III, p. 501. 1853.

soutenue pour la vider rapidement. On voit en même temps sortir par l'orifice fistuleux un liquide clair et incolore comme de l'eau.

A moins de complications inflammatoires, le malade se plaint à peine de douleur et d'une sensation de légère cuisson du côté de la conjonctive.

Traitement. — La cautérisation du trajet fistuleux à l'aide du fer rouge ou du nitrate d'argent, préconisée par Beer, ne peut donner de bons résultats que si les conduits excréteurs lésés cessent d'être traversés par des larmes, ce qui n'arrive que lorsque ceux-ci appartiennent à des lobules accessoires de la glande. C'est ainsi qu'Alf. de Graefe (1) s'est trouvé conduit à pratiquer dans un cas l'ablation de la glande lacrymale, et que Bowman (2), après Rognetta et Jarjavay, entreprit de transformer la fistule cutanée en fistule conjonctivale, en suivant le procédé de Deguise pour les fistules salivaires du canal de Sténon : Bowman, du reste, obtint un plein succès. Cette dernière pratique nous paraît de beaucoup préférable à l'extirpation de la glande lacrymale, sur laquelle nous reviendrons à propos du traitement applicable aux tumeurs de cette glande.

Tumeurs.

1° KYSTES.

La glande lacrymale peut être le siége de kystes, soit dans sa portion palpébrale, soit dans sa portion orbitaire.

(1) Alf. Graefe, *Arch. für Ophthalm.*, Bd VIII, p. 279.
(2) Bowman, *Ophth. Hosp. reports*, t. III, p. 287. 1857-59.

A. *Kystes de la portion palpébrale de la glande lacrymale.* — Ces kystes, connus aussi sous le nom de dacryops, se présentent seuls ou accompagnés d'une fistule ; on a, pour cette raison, divisé le dacryops en fistuleux et en non fistuleux ou dacryops simple. Comme nous avons parlé du premier à propos des fistules canaliculaires, nous ne nous occuperons ici que du *dacryops simple.*

Causes et pathogénie. — Les kystes lacrymaux dont il s'agit reconnaissent habituellement pour causes une contusion de l'angle supéro-externe de l'orbite, une plaie ou une brûlure suivie d'une cicatrice vicieuse de la paupière supérieure.

Sous l'influence de ces lésions diverses, il survient une oblitération de l'un des conduits excréteurs, qui se distend au point de constituer une poche kystique remplie de larmes. Ce mode d'origine se trouve nettement établi dans une observation de Dubrueil (1), où l'examen microscopique de la paroi réséquée du kyste, pratiqué par Legros, démontra l'existence d'un épithélium cylindrique, identique à celui des conduits excréteurs de la glande lacrymale. — Dans une observation de dacryops due à Wecker (2), et qui porte comme titre : *Dilatation cystoïde de l'un des conduits excréteurs de la glande lacrymale*, la tumeur, que la pression ne réduisait pas, fut également excisée. Il est dit que le lambeau détaché de son enveloppe présentait, sur ses deux faces, les caractères d'une membrane muqueuse ; mais, comme l'examen microscopique n'en a pas été fait, nous ne saurions conclure avec l'auteur qu'il s'agissait réellement là

(1) Dubrueil, *Gazette des Hôpitaux*, 1870.
(2) Wecker, *Gazette hebdomadaire*, p. 390. 1866.

d'un conduit excréteur distendu.—De Graefe (1), de son côté, relate une observation où le conduit excréteur correspondant n'avait pas cessé d'être perméable, puisque, à l'aide d'une simple pression, on parvenait à évacuer le contenu du kyste. Par contre, toute cause capable d'activer la sécrétion lacrymale agissait en accroissant le volume de la tumeur. Ce fait porte à croire que, dans ce cas particulier, les parois du kyste étaient constituées par le conduit excréteur dilaté. —Broca (2) a eu également à traiter un kyste de ce genre du volume d'un œuf de pigeon. On voyait à sa surface, entre deux petits orifices principaux, de petits pertuis appartenant à des glandules palpébrales accessoires de Rosenmüller ; et Broca a pensé que c'est à l'induration de l'une de ces glandules, avec dilatation cystoïde de son conduit excréteur, qu'il fallait rattacher le développement de la poche en question. L'analyse du contenu, faite par O. Réveil, a donné pour 100 parties :

Eau	96,87.
Albumine	2,86.
Sels inorganiques	0,78.
Matières grasses (des traces).	

On le voit, ce liquide, qui se rapproche des larmes par la quantité d'eau ainsi que par sa fluidité et sa transparence parfaites, en diffère cependant par la proportion surabondante d'albumine et par sa pauvreté relative en sels inorganiques (chlorure de sodium). Dès lors, on ne saurait conclure avec certitude qu'il s'agissait ici d'un véritable kyste

(1) De Graefe, *Arch. für Augenheilkunde*, Bd VII, p. 1.
(2) Broca, *Union médicale*, p. 153. 1861.

lacrymal; d'autant plus que c'est là la seule analyse chimique connue de ces sortes de kystes.

Déjà Schmidt (1) (qui, l'un des premiers, a décrit les kystes lacrymaux) et Beer avaient pensé que l'accumulation et l'enkystement des larmes dans le tissu cellulaire sous-conjonctival pouvaient expliquer la formation des dacryops. L'on pourrait prétendre avec non moins de raison qu'il s'agit là d'une bourse muqueuse distendue, comme on l'observe

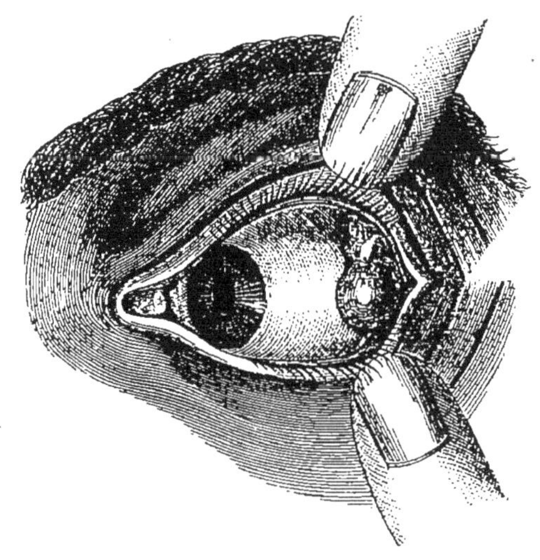

FIG. 2. [d'après Wecker] (2).

pour certaines grenouillettes, interprétation qui s'accorderait parfaitement avec la configuration multilobée de quelques dacryops. Dans l'observation de Wecker, dont nous reproduisons ici le dessin (fig. 2), il y avait trois bosselures rattachées l'une à l'autre. Ce ne sont là, toutefois, que de pures hypothèses, et, jusqu'à nouvel ordre, nous

(1) Schmidt, *Ueber die Krankheiten des Thränenorgans*. Wien, 1803.
(2) *Gazette hebdomadaire*. 1866.

admettrons avec Dubrueil, Broca, de Graefe, Wecker, etc., que les kystes en question ont pour siége l'un des canalicules excréteurs de la glande.

Symptômes et diagnostic. — Outre une tuméfaction légère vers l'angle externe de la paupière supérieure, dont la peau reste normale, on reconnaît aisément, dans le cul-de-sac conjonctival, l'existence d'une tumeur transparente, fluctuante, ordinairement lisse, parfois lobulée. — Par la pression on arrive, dans certains cas, à en réduire le volume, qui dépasse rarement celui d'une amande. Le liquide caractéristique fourni par la ponction et l'examen histologique des parois de la poche serviront, en cas de doute, à préciser la véritable nature de la tumeur.

Complications. — C'est à peine si le dacryops simple détermine de la gêne du côté de l'œil. Parfois le malade se plaint d'éprouver des picotements qui deviennent surtout prononcés lorsque la poche se distend. — De petites concrétions calcaires, connues sous le nom de *dacryolithes*, ont été rencontrées dans les conduits excréteurs de la glande devenus le siége de kystes, sans qu'on ait pu affirmer si ces concrétions étaient la cause ou l'effet de la collection kystique. Larrey, Laugier, Richelot et Ph. Walter ont observé ces calculs lacrymaux, qui sont parfois nombreux (on en a compté jusqu'à 25) et se reproduisent avec rapidité.

Traitement. — Les kystes lacrymaux ont été traités par diverses méthodes qui sont loin d'être également bonnes.

La *ponction simple* de la poche ne saurait prétendre à aucun résultat définitif, le liquide se reproduisant alors très-promptement, ainsi que Broca l'a observé dans le cas que nous avons cité. Par contre, la ponction suivie d'*injec-*

tion iodée a permis à ce chirurgien de guérir rapidement son malade. Mais, comme on s'expose alors à provoquer une inflammation vive de la conjonctive, nous pensons que l'opération suivante mérite la préférence sur les injections caustiques et modificatrices.

L'excision partielle de la poche, suivie ou non de cautérisation au nitrate d'argent, a été employée avec un plein succès par de Graefe, H. Walton (1), Wecker et Dubrueil.— Lorsque la tumeur est petite et que la paupière peut être convenablement renversée, on pourrait songer à exciser le kyste en totalité.

Nous ne ferons que mentionner, en terminant, l'emploi d'un séton filiforme qui traverserait la tumeur de part en part, de la conjonctive à la peau, suivant le procédé mis en pratique par Beer. Non-seulement ce moyen peut provoquer une inflammation suppurative de la paupière, mais on a à craindre ultérieurement l'établissement d'une fistule lacrymale persistante.

B. *Kystes de la portion orbitaire de la glande.*—Il règne beaucoup d'incertitude aussi bien sur la nature que sur le siége exact de ces kystes. Pour Schmidt et Weller, la glande elle-même en serait le point de départ, d'où le nom de *glandula lacrymalis hydatoïdea*, imposé par eux à la maladie. Au contraire, Desmarres et les auteurs du *Compendium* de chirurgie soutiennent qu'il s'agit là de kystes ordinaires, développés dans le tissu cellulaire périglandulaire. A défaut de recherches anatomo-pathologiques précises, on ne saurait affirmer que la glande soit réellement le terrain sur lequel

(1) Walton, *Diseases of the lacrymal gland. Med. Times and Gazette*, vol. I, p. 317.

se développent de semblables kystes. Toutefois, si l'on tient compte des faits bien observés à l'égard d'autres glandes, en particulier de la glande mammaire, et de la dissection d'un de ces kystes faite par Schmidt (voyez Mackenzie, t. I, p. 133), on ne devra point nier absolument l'origine glandulaire de ceux-ci.—Il va sans dire que les éléments propres de la glande (acini et canalicules excréteurs), ainsi que le tissu conjonctif, peuvent, soit isolément, soit collectivement, prendre part à la formation du kyste; mais nous ne saurions, dans l'état actuel de la science, rien préciser à ce sujet.

Le kyste disséqué par Schmidt était placé au milieu d'acini glandulaires disséminés et comme atrophiés. Son grand diamètre, dirigé d'avant en arrière, mesurait *trois* centimètres; aussi il y avait exophthalmos, et la veine ophthalmique était devenue variqueuse. Deux membranes formaient les parois de la tumeur : l'une, *externe*, épaisse et d'une structure fibro-celluleuse; l'autre, *interne*, très-mince, semi-transparente, et contenant un fluide limpide. L'auteur ajoute qu'entre ces deux membranes il existait une certaine quantité de liquide interposé. Ce dernier détail tire une certaine valeur de l'absence de tout examen microscopique du liquide et de la paroi. Cet examen, s'il eût fait constater qu'il n'existait point de crochets, aurait permis d'affirmer que l'on avait affaire à un kyste simple, formé par l'accumulation du liquide lacrymal au sein de la glande. Comme cette démonstration péremptoire n'a pas été donnée, nous sommes porté à croire qu'il s'agissait là d'une hydatide vraie (échinocoques ou cysticerques).

Dans une observation d'A. Bérard (1), la tumeur offrait

(1) *Annales d'Oculistique*, t. XII.

des caractères différents. Lors de l'extirpation du kyste, qui était du volume d'un œuf de pigeon, on le trouva fortement adhérent à la voûte de l'orbite. A son intérieur, il contenait une substance albumineuse, semi-liquide, très-visqueuse. En introduisant le doigt dans sa cavité, on constata qu'à l'endroit où le kyste adhérait à l'os frontal, ce dernier était détruit partiellement et offrait une surface irrégulière ; nulle part on ne put sentir la présence de la glande lacrymale.

Avec les données qui précèdent, il est impossible d'affirmer qu'il s'agissait réellement là d'un kyste glandulaire, bien que Bérard intitule son observation « *kyste simple de la glande lacrymale.* » Tout au contraire, l'état érodé de l'os frontal, la cause de l'affection, que le malade rapportait à un coup reçu antérieurement sur le rebord orbitaire ; l'absence complète de tout vestige de la glande lacrymale, et jusqu'à la consistance sirupeuse du liquide qui remplissait la poche, tout concourait à nous faire penser qu'il s'agissait là d'une ostéopériostite chronique avec épanchement albumineux (ostéopériostite albumineuse d'Ollier), dont le début remontait à un an. Pour notre compte, nous avons eu l'occasion d'observer déjà deux cas de périostite chronique du pourtour orbitaire, où le contenu de la poche était, non pas du pus, mais bien un liquide mucilagineux jaunâtre. Une fois même nous y avons rencontré des cristaux de cholestérine, ainsi qu'il en existe dans certains abcès périostaux du rebord alvéolaire, bien connus des chirurgiens.

On a signalé pour la glande lacrymale l'existence de véritables kystes hydatiques ou kystes à échinocoques. Nous avons dit précédemment que tel pourrait bien être le cas de la tumeur kystique disséquée par Schmidt. Mais comme, d'une part, l'analyse microscopique des kystes orbitaires n'a pas toujours été faite, et que, d'autre part, l'orbite peut devenir le siége de kystes hydatiques manifestement indépendants de la glande, on ne saurait, sans plus ample informé, rattacher ceux-ci à la glande lacrymale par cela seul qu'ils siégent vers l'angle supéro-externe de cette cavité ; souvent, cependant, cette confusion a été faite. On cite, il est vrai, deux observations en apparence concluantes, dont l'une appartient à Fehre (1) et l'autre à Wharton Jones (2) ; mais dans la relation de l'opération pratiquée par W. Jones il n'est nullement fait mention de la glande. Quant à l'observation de Fehre, il y est dit que l'échinocoque était particulièrement situé près de l'emplacement de la glande lacrymale, qui fut trouvée dure et ratatinée contre le globe de l'œil. On voit, en somme, que jusqu'ici le développement de kystes hydatiques dans le parenchyme de l'organe sécréteur des larmes n'a pas encore été réellement démontré.

(1) Fehre, *Thèse de Leipzig*, citée par Weller, t. I, p. 882.

(2) Wharton Jones, *British Med. Journal* (*a case of Echinococcus. Cyst. in the Orbit.*), p. 675. 1864.

DEUXIÈME LEÇON

Suite des maladies de la glande lacrymale. — Tumeurs solides, bénignes, malignes. — Extirpation de la glande lacrymale.

2° TUMEURS SOLIDES.

Il s'en faut de beaucoup que la nature des néoplasmes qui envahissent le tissu de la glande lacrymale soit entièrement connue. En attendant que des études anatomo-pathologiques exactes viennent éclairer ce point de la pathologie resté obscur, nous pouvons provisoirement grouper les observations, jusqu'ici publiées en deux catégories : la première comprendra les *tumeurs bénignes*, dans lesquelles nous rangeons les adénomes et les chondromes ; la seconde réunira toutes les *tumeurs malignes*. La structure anatomique de ces dernières peut varier beaucoup (sarcome, épithélioma, carcinome), mais elles offrent deux caractères qui leur sont communs à toutes, à savoir : la rapidité de leur marche et leur tendance à se généraliser. Il va sans dire que la transition entre ces deux ordres de tumeurs se fait par des degrés insensibles, et qu'il y a dès lors des cas intermédiaires dont le classement devient fort difficile, sinon impossible.

A. — *Tumeurs bénignes.*

On trouve ces tumeurs également décrites sous les noms d'*adénomes*, de *fibromes*, de *myxomes*, ou encore d'*hyper-*

trophie de la glande lacrymale. Ces diverses tumeurs peuvent présenter des kystes dans leur intérieur.

Dans beaucoup de cas, c'est l'*élément glandulaire* proprement dit qui semble faire tous les frais de l'hypergenèse du tissu. Les culs-de-sac glandulaires augmentent notablement de volume, et se remplissent de cellules épithéliales proliférées au point même de se laisser rompre. Ces cellules elles-mêmes peuvent s'altérer, devenir vésiculeuses, et subir l'altération colloïde : on observe alors, soit le ramollissement du tissu adénoïde, soit sa transformation, par places, en kystes glandulaires.

Nous allons relater ici, quoique très-brièvement, les principales observations d'adénomes publiées jusqu'à ce jour. Ce sera le meilleur moyen de faire saisir les caractères qui rapprochent, et ceux qui distinguent les divers cas entre eux.

1. *Hypertrophie de la portion palpébrale de la glande lacrymale droite.*— Fano (1). Homme âgé de trente ans. — Tumeur du volume d'un petit haricot flageolet, dont le début remontait à quatre ans; extirpation. L'examen histologique, fait par Ordoñez, démontra que la tumeur était formée par une *hypertrophie* glandulaire caractérisée par l'augmentation de volume des acini; ces derniers étaient gorgés de cellules d'épithélium nucléaire non altérées dans leur forme.

2. *Hypertrophie congénitale de la glande lacrymale gauche et de ses canaux excréteurs.*—Cunier (2). Garçon âgé de cinq ans et demi.—La tumeur, extirpée par fragments, égalait le volume d'un œuf de poule. A l'examen microscopique,

(1) Fano, *Traité des Maladies des yeux*, t. I.
(2) Cunier, *Annales d'Oculistique*, t. XXIII, p. 145.

on y remarqua deux parties constitutives : 1° des grains glandulaires, augmentés de volume, et composés d'acini (vésicules) tapissés d'épithélium à l'intérieur ; 2° des canalicules arrondis, anastomosés entre eux, d'un rouge pâle, et offrant un diamètre de 2 à 6 millimètres. Çà et là, ces canaux offraient des dilatations sacciformes.

3. *Hypertrophie de la glande lacrymale droite.* — Lebert (1). Femme âgée de vingt-six ans, présentée par Chassaignac à la Société de chirurgie (22 octobre 1851)—La tumeur qui avait déterminé de l'exophthalmie remontait à six ans; à l'auscultation on percevait un bruissement sourd. Son extirpation permit de constater qu'elle mesurait 85^{mm} de long sur 20 de large et autant d'épaisseur. — A l'examen microscopique, les culs-de-sac glandulaires étaient agrandis et remplis d'éléments épithéliaux déformés, et peut-être infiltrés de graisse.

4. *Hypertrophie de la glande lacrymale gauche.*—Warlomont (2). Femme ayant reçu un an auparavant un coup à l'angle externe de l'œil gauche, accident qui fut suivi de près du développement de la tumeur et d'un exorbitis progressif. La masse morbide enlevée offrait le volume d'une grosse noix, et elle était enveloppée d'une membrane fibro-cellulaire qui l'étranglait légèrement en certains endroits, sans cependant la séparer en lobes distincts. Sa texture rappelait celle de la tumeur décrite par Chassaignac et Lebert. D'après Warlomont, il s'agissait là d'une véritable hypertrophie de la glande lacrymale. Les suites de l'opération furent simples, quoiqu'on ait dû placer au fond de la

(1) Lebert, *Anat. pathologique*, t. , p. 111.

(2) Warlomont, *Annales d'Oculistique*, t. XVII. 1862.

plaie quelques bourdonnets de charpie pour arrêter une hémorrhagie abondante survenue au moment où l'on se disposait à suturer.

5. *Hypertrophie de la glande lacrymale gauche.* — Letenneur (de Nantes) (1). Femme âgée de trente-six ans. Tumeur remontant à dix-huit mois. Six mois auparavant une infiltration sanguine des paupières était survenue brusquement à la suite d'un violent effort de vomissement. La tumeur était grenue, rougeâtre et d'un aspect glandulaire évident; le microscope y fit reconnaître des culs-de-sac caractéristiques avec quelques éléments fibro-plastiques. Suture suivie d'érysipèle et de suppuration : malgré cela la guérison fut prompte, nulle récidive un an après.

6. *Hypertrophie énorme de la glande lacrymale droite.* — Rothmund (2). Femme de trente ans. La tumeur, qui faisait une saillie de 2 pouces, remontait à cinq ans et demi; elle fut extraite facilement, et mesurait 5 centimètres et demi de longueur sur 5 de largeur; son tissu était compacte, infiltré d'un liquide gélatineux, et se montrait au microscope avec l'aspect du tissu glandulaire hypertrophié.

7. *Hypertrophie de la glande lacrymale.* (Mackenzie, t. I, p. 124).—Il s'agit d'une tumeur de l'orbite droite, du volume du poing, remontant à plusieurs années, et qui fut disséquée après la mort de la malade, survenue à l'âge de soixante ans. La masse avait détruit la voûte de l'orbite et pénétrait dans la fosse nasale correspondante, en même temps qu'elle envoyait un prolongement dans la fente spHéno-maxillaire. Pour Mackenzie, la tumeur, d'une couleur blanche et d'as-

(1) Letenneur (de Nantes), *Gazette des Hôpitaux*, n° 147. 1865.

(2) Rothmund *Klinische Monatsblätter für Augenheilkunde*, p. 264. 1863.

pect granuleux, était constituée évidemment par les acini hypertrophiés de la glande lacrymale. Ce n'est là, dirons-nous, qu'une présomption, qu'un examen microscopique eût pu seul transformer en certitude.

8. *Hypertrophie avec kystes de la glande lacrymale gauche.* — A. Bérard (1). Homme âgé de trente-huit ans, robuste ; début remontant à trois ans. L'opérateur rencontra d'abord une poche kystique, d'où l'incision fit écouler une petite quantité de liquide transparent. Le reste de la tumeur extraite était solide, et Bérard crut y reconnaître, à son aspect, un mélange de tissu glanduleux et de tissu encéphaloïde ramolli. Il va sans dire qu'en l'absence de tout examen microscopique, le prétendu tissu encéphaloïde pourrait bien n'être ici que du tissu embryoplastique.

9. *Hypertrophie de la glande lacrymale avec kystes et cancroïde.* — Knapp (2). Femme de vingt-six ans, bien portante. La tumeur, qui remontait à un an et demi, avait détruit l'œil et envahi l'orbite en totalité. L'extirpation, qui comprit presque tout le contenu de cette cavité, fut suivie de guérison. La tumeur enlevée avait la grosseur d'un œuf de poule, et, par la nature de ses éléments, elle semblait formée à la fois d'hypertrophie et de cancroïde de la glande lacrymale, avec kystes. S'agit-il bien réellement d'un cancroïde, ou bien d'une simple hyperplasie de l'épithélium des utricules glandulaires, avec altération colloïde des cellules proliférées et formation ultérieure de petits kystes multiples dans la masse? Cette question ne saurait être ré-

(1) A. Bérard, *Annales d'Oculistique*, t. XII, p. 237.
(2) Knapp, *Klinische Monatsblätter für Augenheilkunde*. 1865.

solue, à cause de la brièveté des détails anatomo-pathologiques contenus dans cette observation.

10. *Hypertrophie de la glande lacrymale droite.* — O'Beirne (1). Homme âgé de vingt-deux ans. Début, deux ans auparavant, par de vives douleurs survenant par accès. La tumeur enlevée équivalait à six fois le volume normal de la glande; sa surface était grenue et rougeâtre. Une coupe, faite en travers permit de constater qu'au centre de la tumeur existait une substance dure, comme fibreuse ou plutôt cartilagineuse, qui envoyait des cloisons vers la circonférence. Il ne s'écoulait aucun suc par la surface de section. Le malade n'éprouva aucune incommodité de la perte de la glande lacrymale.

11. *Hypertrophie de la glande lacrymale droite.* — Anderson (2). Garçon de treize ans. Début remontant à quatre mois. Extirpation de la tumeur non suivie de rechute. La tumeur adhérait fortement à la fossette lacrymale de l'os frontal. Elle était dure, ovale, un peu mamelonnée, du volume d'une châtaigne, et enveloppée d'une membrane fibreuse; elle offrait une structure uniformément granulée, et était traversée par quelques cloisons fibreuses qui prédominaient surtout au centre. Au microscope, on y distinguait une structure fibreuse fine.

12. *Hypertrophie de la glande lacrymale gauche.* — Halpin (3). Homme de quarante ans. Début remontant à seize mois. Extirpation, guérison. La tumeur enlevée avait le volume d'un œuf de poule. Sa surface était unie; elle

(1) Mackenzie, t. I, p. 129.
(2) Anderson, *Annales d'Oculistique*, t. XIV p. 245.
(3) Halpin, *Annales d'Oculistique*, t. XIX, p. 159.

offrait une coloration jaunâtre et une coupe lisse et homogène. L'examen de toutes les parties fit voir qu'il s'agissait là d'une hypertrophie interstitielle simple de la glande lacrymale.

13. *Hypertrophie de la glande lacrymale droite.* — Pemberton (1). Femme de dix-huit ans. Début dix ans auparavant. La tumeur extraite offrait le volume d'une orange; elle était divisée en deux lobes, dont le postérieur, plus petit, occupait la partie profonde de l'orbite, et l'antérieur, plus grand, la partie externe de cette cavité. La masse morbide, divisée, avait l'aspect d'un tissu consistant, homogène, de couleur blanche et sans apparence de vaisseaux. La peau qui recouvrait cette tumeur était d'un rouge pourpre, comme vineux; en même temps on voyait ramper de grosses veines. Rien ne nous indique nettement qu'il s'agissait, dans ce cas, d'une affection de la glande lacrymale, et encore moins qu'on avait affaire à une hypertrophie de cet organe.

14. *Hypertrophie embryoplastique avec altération myxomateuse de la glande lacrymale.* — Richet. Nous empruntons cette observation à l'excellente monographie de Sautereau (2). Femme âgée de soixante-trois ans. Avait reçu un coup sur l'œil gauche sept à huit ans auparavant. Début de la tumeur remontant à quatre ans; ce début fut accompagné de douleurs lancinantes. Point d'exorbitis; vision conservée. Extirpation facile, suivie de succès. La tumeur, de consistance molle, et enveloppée d'une membrane fi-

(1) Pemberton, *Dublin quart. Journal of Med.*, t. IV, p. 246. 1817.

(2) Sautereau, Thèse inaugurale de Paris, intitulée : *Étude sur les tumeurs de la glande lacrymale.* 1870.

breuse, offrait le volume d'une noix. Fendue par le milieu, elle se présenta sous l'aspect d'une masse jaunâtre, demi-transparente et gélatiniforme ; elle était traversée de cloisons fibreuses dans divers sens.

L'examen microscopique, fait par Legros, démontra qu'il s'agissait d'un myxome composé de noyaux, ainsi que de corps fusiformes et étoilés, répandus au milieu d'une substance amorphe parcourue par des faisceaux de tissu lamineux. A la périphérie, qui offrait plus de consistance, on remarquait, en outre, des culs-de-sac glandulaires plus ou moins altérés au milieu des éléments propres de la glande lacrymale. — Malgré un érysipèle intercurrent, la malade guérit, mais en conservant un ptosis de la paupière supérieure.

15. *Hypertrophie avec production colloïde de la glande lacrymale gauche.* —Otto Becker (1). Fille de dix-huit ans, qui, pour tout antécédent, accuse un gonflement des paupières survenu deux fois, à un an de distance, à la suite d'un refroidissement. Point d'exorbitis. Vision en partie conservée. — Diplopie résultant de la déviation de l'œil, par la tumeur, en bas et en dedans. La tumeur, extirpée avec succès par Becker, offrait le volume d'un petit œuf de poule. Elle était composée de trois parties arrondies, ayant chacune une consistance différente; deux, plus petites et plus dures, étaient situées en avant; l'autre, placée plus profondément, paraissait composée de grains semblables à du sagou cuit. L'examen microscopique démontra qu'en avant et en bas la tumeur était constituée presque exclusivement par la glande

(1) Otto Becker, *Bericht über die Augenklinik der Wiener Universitat.* Wien, 1867.—W. Braunmüller, Bd I, in-8°, et *Annales d'Oculistique*, t. LVII. 1867.

lacrymale qui n'était que peu altérée. Par contre, à mesure qu'on avançait vers le centre de la tumeur, on y remarquait des alvéoles remplies d'une substance colloïde et enchâssées dans un réseau de tissu connectif. Ces alvéoles étaient constituées :

1° Par l'hypergenèse de l'épithélium des lobules glandulaires ;

2° Par la prolifération des corpuscules du tissu connectif. — Becker classe ce cas parmi les *adénoïdes* de la glande lacrymale et cherche à le rapprocher de ceux plus ou moins analogues, bien que différents entre eux sous plusieurs rapports, publiés par Glüge, Lebert, Warlomont, Rothmund, Fano et Knapp. Sautereau (*loco citato*), réunit au contraire le cas de Becker avec celui qu'il a lui-même recueilli dans le service du professeur Richet pour constituer une classe de tumeurs à part, qu'il décrit sous le nom de *tumeurs embryoplastiques*, ou de *myxomes* de la glande lacrymale. Sautereau avoue toutefois que, dès le début, la marche et la configuration de ces tumeurs ne diffèrent en rien de ce qu'on a observé à l'égard des adénomes, et que, dès lors, le diagnostic clinique en est impossible.

Si nous récapitulons les *quinze* observations d'adénomes citées plus haut, et qui sont à peu près les seuls connues jusqu'ici dans la science, nous pourrons formuler les remarques suivantes :

1° Parmi ces faits, il y en a qui laissent des doutes dans l'esprit, quant à la nature réelle du néoplasme. Telles sont les observations : 7 (Mackenzie) ; 8 (Bérard) ; 9 (Knapp) ; 12 (Halpin) et 13 (Pemberton). — Dans plusieurs, un examen microscopique approfondi n'a pas été fait ; et, de plus, les malades n'ont pas été suivis assez longtemps pour savoir s'il y a eu récidive ou non. Tout porte à croire toutefois qu'il s'agit ici de tumeurs bénignes de la glande lacrymale; mais nous devons faire des réserves formelles à l'égard de l'observation 7, où l'on voit la masse perforer la voûte orbitaire, pénétrer dans les fosses nasales, et envoyer un prolongement jusque dans la fente sphéno-maxillaire.

2° Dans toutes ces observations on a noté l'*exorbitis* avec *strabisme* mécanique *inféro-interne*. L'observation de Fano, où la tumeur présentait la grosseur d'un haricot, et les deux tumeurs myxomateuses de Richet et d'Otto Becker font exception. La vision a pu être conservée exceptionnellement : la plupart du temps elle s'est trouvée compromise antérieurement à l'opération par suite de la fonte de l'œil, ou tout simplement à cause de la compression, du tiraillement et de l'atrophie du nerf optique. Il va sans dire que cette complication est d'autant plus à craindre que la tumeur est volumineuse et qu'elle croît avec rapidité; aussi y a-t-il indication à l'enlever de bonne heure.

3° L'*âge* des individus a varié, à partir de la naissance (observation 2 Cunier) jusqu'à soixante-trois ans (obs. 14, Richet). En laissant de côté le fait plus que douteux de Pemberton (obs. 13), où il s'agit d'une femme de quatre-vingt-un ans, ainsi que celui de Mackenzie (obs. 7), nous trouvons pour les douze autres cas, où l'âge est indiqué, la moyenne de vingt-six ans environ, ce qui prouve que cette affection est surtout l'apanage de la jeunesse et de l'âge viril.

4° Par contre, le *sexe* ne paraît avoir aucune influence. Ainsi, en exceptant les deux faits douteux de Mackenzie et de Pemberton, nous trouvons parmi les treize autres cas, six appartenant au sexe masculin et sept au sexe féminin. La différence, on le voit, est à peine sensible.

5° La *constitution* n'a laissé, la plupart du temps, rien à désirer. Nulle trace de scrofule, point d'antécédents syphilitiques.

6° L'intervention d'une cause occasionnelle locale a été notée dans un petit nombre de cas seulement. C'est ainsi que, dans l'observation 4 (Warlomont), il est question d'un coup reçu par la malade, à l'angle externe de l'œil gauche, un an auparavant. Dans l'observation 5 (Letenneur), la tumeur aurait été précédée, pendant six mois, d'une infiltration sanguine des paupières survenue à l'occasion d'un violent effort de vomissement. Dans l'observation 11 (Anderson), la seule cause accusée par le malade était une égratignure avec une aiguille, reçue à l'angle inférieur de la conjonctive, quatre mois avant le début de la tumeur. Dans l'observation 14 (Richet), la malade aurait reçu trois à quatre ans auparavant un coup sur l'œil du côté malade. Enfin, dans l'observation 15, Otto Becker a signalé un gonflement phlegmasique de l'œil et de la face, provoqué par le froid, et qui avait précédé d'un an le développement de la tumeur.

7° La marche des adénomes s'est montrée variable suivant les cas. Quant à leur durée, elle a été, en moyenne, plus longue que celle des tumeurs liquides de la glande. Aussi a-t-on vu les adénomes acquérir parfois un volume considérable.

8° Dans aucun cas, pas même lorsqu'il s'est agi de myxomes (observations de Richet et d'Otto Becker), ou d'une tumeur franchissant, par son extension, les limites de l'orbite (Mackenzie), on n'a noté la généralisation de la néoplasie ou son retentissement sur la constitution. Ce caractère important distingue donc nettement les tumeurs dont il s'agit en ce moment de celles que nous étudierons plus loin sous le titre de *tumeurs malignes*. Une fois la tumeur bien enlevée, on n'a pas eu à en signaler non plus de récidive.

9° L'extirpation des tumeurs hypertrophiques de la glande lacrymale a été constamment suivie de succès; bien qu'on ait eu à noter, dans certains cas, le développement d'un érysipèle facial et la formation d'un abcès, on peut dire qu'il ne s'agit point là d'une opération grave. Ces complications se sont surtout montrées lorsqu'on a réuni, par la suture, les lèvres de l'incision cutanée.

10e Dans plusieurs cas on a noté, après la guérison, la persistance d'un ptosis de la paupière supérieure, qui a nécessité parfois l'intervention chirurgicale.

B. — *Tumeurs malignes.*

A une époque où l'histologie des tumeurs faisait défaut, on a décrit diverses tumeurs de la glande lacrymale sous les noms de squirrhe encéphaloïde et de cancer. Mais la nature de la maladie ne ressort nullement des détails consignés dans ces observations. Bien plus, il est souvent impossible de savoir si l'on a eu affaire, dans ces cas, à un néoplasme glandulaire, ou bien à une tumeur développée dans l'orbite ayant envahi consécutivement la glande lacrymale. — Toutefois, dans une observation relatée dans le livre de Mackenzie (1), la nature cancéreuse de la tumeur semble ne pouvoir être mise en doute. La malade vit en effet, quelques jours

(1) Mackenzie, t. III, p. 23.

après l'extirpation, une masse cancéreuse, dure, adhérente à la peau, apparaître entre la mamelle gauche et le creux axillaire. Bientôt il survint une hémiparalysie du bras gauche. De plus il se montra, au-dessous de l'arcade orbitaire droite, une tumeur qui donna lieu à de l'exophthalmos et à un changement de coloration de la paupière supérieure. Quoi qu'il en soit, rien ne prouve que la glande lacrymale ait été ici le point de départ de l'infection cancéreuse.

Parmi les tumeurs éminemment malignes de la glande lacrymale, il convient de placer le cancer vert ou *chloroma*, dont la présence a été surtout signalée dans les méninges. Cette affection bizarre, très-mal connue au point de vue histologique, se caractérise par la transformation de la glande en une substance verte, peu consistante, et d'un volume progressivement croissant; aussi l'œil ne tarde-t-il pas à être chassé de l'orbite. — Ce qui différencie surtout cette production morbide des autres tumeurs de la glande, c'est qu'elle a une grande tendance à envahir les parois de l'orbite, la dure-mère crânienne, et à se généraliser parfois dans l'économie entière.

Mackenzie croit qu'il s'agit là d'une production fibro-plastique (sarcome), dont la coloration en vert serait due, d'après Robin, à l'altération de l'hématosine (matière colorante rouge du sang), provenant du sang qui s'épanche dans la trame du tissu, ou qui stagne dans les capillaires oblitérés.

Divers exemples de cette altération se trouvent relatés dans Mackenzie (1). La mort par généralisation du mal en a toujours été la conséquence.

(1) Mackenzie, *loc. cit.*, t. I, p. 122.

La *marche* de l'affection est très-rapide, et la thérapeutique nulle.

Pour terminer ce qui a trait aux tumeurs de la glande lacrymale, nous devons parler du procédé opératoire suivi pour les extrper.

Extirpation de la glande lacrymale. — L'ablation de la glande lacrymale a été pratiquée dans deux conditions très-différentes : 1° à *l'état sain*, pour faire disparaître un larmoiement jugé incurable ; 2° à *l'état morbide*, dans le cas d'augmentation du volume de l'organe. — Nous nous occuperons surtout ici du mode opératoire, nous réservant de discuter la valeur de l'opération appliquée au traitement de l'épiphora rebelle en parlant de la tumeur et de la fistule lacrymales.

Trois procédés principaux ont été proposés en vue d'extirper la glande lacrymale.

Dans un *premier* procédé, suivi par Paul Bernard et Textor, on pratique une incision parallèle à l'arcade orbitaire, entre le sourcil et la paupière supérieure. La peau, le muscle orbiculaire et le ligament palpébral étant divisés couche par couche, on arrive sur le tissu cellulo-graisseux de l'orbite qu'on incise ou que l'on excise au besoin. La glande lacrymale, mise ainsi à nu, est saisie avec une pince-érigne et on l'excise après l'avoir séparée du périoste orbitaire et des autres parties molles contenues dans l'orbite. — Lorsque la tumeur est trop volumineuse pour être enlevée par cette seule incision, on en ajoute une autre, perpendiculaire à la première ; cette seconde incision sera pratiquée par en haut, le moins souvent possible par en bas. De la sorte on évitera un ectropion consécutif, d'autant plus à craindre que l'incision verticale se rapprocherait davantage du bord libre de la paupière.

Dans un *second* procédé, qui appartient à Velpeau, on prolonge d'un coup de bistouri la commissure externe des paupières vers la tempe, jusqu'à ce qu'on arrive à pouvoir renverser en haut la paupière supérieure. — Si cela ne suffit pas pour mettre la tumeur à découvert, on peut circonscrire celle-ci à l'aide d'une incision semi-lunaire pratiquée sur le cul-de-sac conjonctival supérieur, entre la tumeur et le globe de l'œil. — Outre la lésion de la conjonctive, ce procédé expose, d'après Desmarres, à une certaine difformité, si l'on ne fait immédiatement après la suture des lèvres de l'incision commissurale. — Sédillot (1) dit avoir pratiqué cette opération une fois avec succès, chez un homme atteint d'un ulcère cancéreux de l'œil, et que l'écoulement incessant de larmes âcres et irritantes faisait cruellement souffrir.

Un *troisième* procédé a été mis en usage par Halpin. Le but que se propose ce chirurgien est d'éviter, après l'opération, la formation d'une cicatrice apparente. Pour arriver à ce résultat, il attire fortement en bas la paupière supérieure, jusqu'à amener la moitié externe du sourcil au-dessous de l'arcade orbitaire. Pendant qu'un aide maintient ainsi les parties, le chirurgien pratique sur le sourcil même une incision courbe, à convexité supérieure, commençant immédiatement au-dessus du tendon de l'orbiculaire, pour se terminer à 12 ou 13 millimètres au-dessus de la commissure externe. On dissèque le lambeau, on détache la glande en se servant du doigt et du bistouri ; on excise celle-ci, après avoir passé une ligature autour de son pédicule pour éviter l'hé-

(1) Sédillot, *Méd. opérat.*, t. II, p. 125. Paris, 1866.

morrhagie; enfin, on termine l'opération en réunissant les lèvres de l'incision cutanée par la suture entrecoupée, à laquelle Fl. Cunier préfère les épingles à insectes. Ce dernier auteur dit avoir employé le procédé d'Halpin quatre fois avec plein succès, en ce sens que la cicatrice se trouvait parfaitement cachée dans l'épaisseur du sourcil.

D'une façon générale, la suture est un complément indispensable de l'opération, si l'on veut éviter la formation d'une cicatrice difforme, et le ptosis de la paupière supérieure, qui n'a que trop de tendance à se produire. Mais elle réclame une vigilance particulière pour prévenir, en cas de suppuration, l'envahissement phlegmoneux du tissu cellulaire de l'orbite. Outre l'emploi des topiques réfrigérants, dès le début, une excellente précaution consiste à maintenir l'un des angles de la plaie béant, et d'y placer au besoin un drain, afin que les liquides séro-sanguinolents puissent s'écouler librement. Dans le même but, et pour éviter le gonflement œdémateux qui s'empare si souvent de la paupière, voire même du tissu sous-conjonctival, on fera bien d'ajouter une légère compression à l'aide du bandage occlusif ordinaire ou du bandage antiseptique construit d'après les préceptes de Lister. Faute d'avoir pris toutes ces précautions, on a vu parfois se développer un *phlegmon orbitaire* qui a pu aller jusqu'à déterminer la perte de l'œil (un des opérés de Desmarres a été dans ce cas). Une complication plus fréquente encore, ainsi que les observations citées précédemment en font foi, c'est l'érysipèle. Ce dernier peut envahir la face, et prolonge tout au moins d'une façon intempestive les suites d'une opération qui par elle-même n'offre rien de bien grave.

SECONDE PARTIE

MALADIES DES VOIES D'EXCRÉTION DES LARMES

TROISIÈME LEÇON

NOTIONS ANATOMIQUES

Les voies d'excrétion des larmes, qui s'étendent du bord libre des paupières au méat inférieur des fosses nasales, étaient entièrement inconnues des anciens. Au XVIe siècle, André Vésale, puis Fallope et son élève Carcano (1561-1574), décrivirent les premiers la disposition anatomique de l'appareil excréteur des larmes.

Nous aurons à étudier successivement les points et les conduits lacrymaux, le sac lacrymal et le canal nasal.

Points lacrymaux. — Au nombre de deux, distingués en supérieur et en inférieur, les points lacrymaux se présentent sous la forme d'une saillie conique située à la partie interne du bord libre des paupières, vis-à-vis le repli semi-lunaire. En dedans de ces points, les bords palpébraux, dépourvus de cils, s'arrondissent pour constituer la commissure interne des paupières, que les anciens désignaient sous le nom de *canthus*.

La direction des points lacrymaux n'est pas exactement verticale : leur sommet regarde légèrement en arrière ; de plus, dans l'occlusion des paupières, le point lacrymal supérieur se place en dedans de l'inférieur. Le diamètre de leur orifice est d'un quart de millimètre pour le supérieur, et d'un peu plus pour l'inférieur.

Conduits lacrymaux. — Les conduits qui succèdent aux points lacrymaux offrent une portion initiale dirigée verticalement, et une autre, horizontale, beaucoup plus étendue qui suit le bord libre de la paupière. La première de ces deux portions se présente sous la forme d'une ampoule ayant 2 millimètres et demi de hauteur. La seconde constitue un conduit cylindrique d'un millimètre de diamètre, qui se dirige obliquement de bas en haut pour la paupière inférieure, et de haut en bas pour la supérieure. L'obliquité en question est surtout prononcée pour le conduit supérieur, dont l'axe se rapproche beaucoup de celui du sac lacrymal. Cette disposition n'avait pas échappé à Anel lorsqu'il conseillait de pratiquer le cathétérisme du sac en pénétrant de préférence par le canalicule lacrymal supérieur. La longueur des conduits lacrymaux, variable avec les individus, est de 6 à 9 millimètres.

Les deux conduits lacrymaux, supérieur et inférieur, s'ouvrent dans le sac lacrymal par une embouchure commune, de 2 millimètres de diamètre, dépourvue de valvule. Cette disposition serait constante d'après Sappey, tandis que Huschke la considère comme exceptionnelle et ne se montrant que dans le septième des cas. Pour l'auteur allemand, les conduits restent généralement contigus et s'ouvrent isolément dans le sac. Qu'elle soit unique ou double, l'embouchure des conduits se trouve située sur la paroi externe du sac, vers le tiers ou le quart supérieur de sa hauteur, et plus près de son bord postérieur que de l'antérieur.

L'axe du conduit lacrymal, au lieu d'être transversal, se dirige ainsi obliquement *d'avant en arrière* et *de dehors en dedans.* Cette disposition anatomique ne doit pas être perdue de vue lorsqu'on veut faire pénétrer un cathéter dans le sac sans s'exposer à une fausse route.

D'après la généralité des anatomistes, deux tuniques entrent essentiellement dans la structure des conduits lacrymaux : l'une, interne, muqueuse, n'est autre que la continuation de la conjonctive et possède comme elle un épithélium pavimenteux ; l'autre, externe, fibreuse, contient dans son épaisseur des fibres élastiques.

Pour Ch. Robin et Cadiat, (*Journal de l'Anatomie et de la Physiologie* de Ch. Robin, 1875, p. 487), ces conduits sont représentés par un cylindre creux *à paroi unique,* dont la face externe est directement contiguë aux faisceaux striés du muscle de Horner.

Telles sont les dispositions des points et conduits lacrymaux, généralement admises par les anatomistes. Une nouvelle description, très-remarquable par le soin et l'attention que l'auteur a apportés dans la constatation des moindres détails, vient d'être publiée dans les *Archiv für Ophthalmologie*, vol. XXI, Abth. III, p. 1-13. — 1875. Ce travail dû au docteur Heinrich Heinlein est intitulé : *Zur makroskopischen Anatomie der Thränenröhrchen.* L'auteur déclare avoir fait ses recherches sur des enfants en bas âge, ce dont il faut tenir compte à l'égard des dimensions qu'il a obtenues, pour ne pas appliquer ces données aux points et conduits chez l'adulte. Nous allons présenter un résumé de ce travail, et, pour plus de clarté, nous reproduisons ici deux des figures qui s'y trouvent annexées.

L'auteur décrit successivement :

1° Les points lacrymaux ;

2° Les conduits, auxquels il distingue quatre portions.

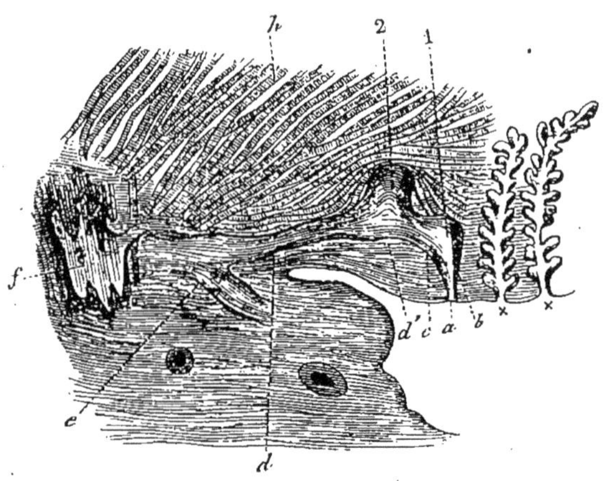

Fig. 3 — *Description des conduits lacrymaux* (d'après Heinlein).

a. Point lacrymal supérieur. — *b*. Portion verticale ou infundibulum. — *c d'*. Portion arquée. — *d' d*. Portion horizontalement inclinée. — *e*. Portion commune aux deux conduits. — *f*. Sac lacrymal coupé obliquement. — *h*. Fibres de l'orbiculaire entourant les conduits.

1. Premier diverticulum. — 2. Second diverticulum.

** Glandes de Meïbomius.

Les *points* lacrymaux sont situés sur la même ligne que les orifices des glandes de Meïbomius, dont ils se distinguent par leur diamètre plus considérable. L'orifice de la plus interne de ces glandes est séparé du point lacrymal par un espace de 1 millimètre. De la commissure interne des paupières au point lacrymal inférieur, la distance est de 6mm,5. De la même commissure au point lacrymal supérieur, la distance est de 6^{mm}. La papille lacrymale de la paupière supérieure est plus proéminente que celle de la paupière inférieure. Le diamètre de leur orifice est de 1/6 à 1/5 de millimètre.

La partie initiale du *conduit* a la forme d'un entonnoir renversé dont la base est tournée en haut pour le canalicule supérieur, et en bas pour l'inférieur. La longueur de cette partie, purement *verticale*, mesure $0^{mm},5$, et sa largeur à la base $0^{mm},4$.

La seconde portion des canalicules, dite *arquée*, est un segment de cercle de $4^{mm},5$ de rayon. Le côté convexe de l'arc regarde, pour la paupière supérieure, en haut et en dehors ; pour l'inférieure, en bas et en dehors. La longueur de cette portion arquée mesure, de la base de l'entonnoir jusqu'à l'origine de la portion suivante, dite horizontalement inclinée, $1^{mm},2$; la corde qui sous-tend l'arc mesure $0^{mm},8$. La portion arquée présente deux expansions ou enfoncements diverticulaires. Le premier de ces diverticules, rapproché de l'infundibulum, est dirigé en dehors, tandis que le second, qui avoisine la portion horizontalement inclinée, regarde directement en haut pour la paupière supérieure, et en bas pour la paupière inférieure. Le premier, généralement plus petit, se trouve confondu avec l'infundibulum. La lumière de la portion arquée mesure, au niveau du premier diverticulum, $0^{mm},6$, dans le milieu $0^{mm},4$, et au niveau du second diverticulum, $0^{mm},8$. Ce dernier s'amoindrit insensiblement vers la portion horizontalement inclinée, où le diamètre du conduit arrive à ne pas dépasser $0^{mm},3$ à $0^{mm},4$. Le second diverticulum a été bien décrit par Foltz (1), qui l'a placé à la

(1) Foltz. *Journal de physiologie*, 1863. *Recherches d'anatomie et de physiologie expérimentale.*

jonction de ce qu'il appelle la première portion verticale, avec la deuxième portion horizontale du conduit. L'auteur considère l'existence et la disposition des diverticules comme constantes. Il dit que c'est sans doute cette disposition qui fit croire Hyrtl à la conformation spiroïde des conduits lacrymaux.

La partie la plus longue des conduits se trouve constituée par la portion dite *horizontalement inclinée*. Comme cette partie n'est pas exactement horizontale, mais qu'elle s'incline légèrement vers le sac lacrymal, le nom de portion horizontalement inclinée lui convient parfaitement. La limite externe de cette portion est bien indiquée par le second diverticule, bien qu'il ne soit pas rare de voir l'arc se prolonger au delà. La limite interne est établie par la jonction du conduit supérieur au conduit inférieur; et, dans les cas tout à fait exceptionnels, où le canal commun manque, cette portion s'étend jusqu'à l'embouchure du conduit dans le sac. La longueur de cette portion varie nécessairement suivant le point où les deux conduits se confondent en un seul. Dans ses préparations, l'auteur l'a trouvée comprise entre 2^{mm} et $2^{mm},8$. La lumière de cette partie est à peu près uniforme. Généralement plus étroite vers son extrémité externe et vers le milieu, elle s'élargit au voisinage du canal commun. D'après ses mesures, le diamètre de cette portion ne dépasse nulle part $0^{mm},4$, et ne descend pas au-dessous de $0^{mm},3$.

Avec Sappey (1), il admet que l'embouchure des deux conduits dans le sac ne se fait pas isolément; mais qu'il

(1) Sappey, *Recherches sur les glandes des paupières. Gaz, méd.*, 1853.

existe une partie commune, de dimensions variables, qu'il appelle *canal commun*. Dans toutes les pièces qu'il a examinées, il n'a conservé qu'une fois du doute sur l'existence réelle de cette portion commune. Du reste, la partie latérale du sac s'évase toujours légèrement vers l'embouchure des conduits. Aussi certains observateurs ont pu considérer cette partie comme appartenant au sac, tandis que d'autres l'ont regardée comme la portion commune des conduits. Ainsi s'expliquent les divergences des auteurs à cet égard. La longueur du canal commun mesure, dans les pièces qu'il a étudiées, de $0^{mm},8$ à $1^{mm},2$; sa largeur, au niveau de la jonction des conduits, est égale à $0^{mm},6$; il succède un léger étranglement, puis le canal s'élargit progressivement à mesure qu'on avance vers le sac.

Il y a des auteurs qui admettent l'existence, dans certaines parties des conduits, de replis muqueux qu'ils décrivent comme des valvules plus ou moins complètes. Selon ces auteurs on rencontrerait ces replis aussi bien à l'origine des conduits que dans la partie voisine du sac. D'après Foltz il y aurait une valvule près du second diverticulum : sa forme serait semi-lunaire et sa direction telle, que le bord libre regarderait en dedans tandis que le bord adhérent serait tourné en dehors vers l'infundibulum. Bochdaleck parle également d'une valvule située dans les conduits lacrymaux, au voisinage des points; elle aurait une forme annulaire comme un diaphragme et serait percée en son milieu.

L'orifice commun des conduits dans le sac est décrit par Foltz tantôt comme une fente verticale, tantôt comme une ouverture entourée d'un ourlet circulaire. Cette ouverture serait pourvue d'une valvule offrant, à la partie moyenne de son bord libre, un nodule, que Foltz compare, avec Béraud, au nodule d'Arantius des valvules semi-lunaires de l'aorte. Les valvules décrites au niveau de la première portion des conduits n'existent certainement pas d'après l'auteur; mais il ne saurait se prononcer sur la présence d'un repli valvulaire à l'embouchure des conduits dans le sac. Sur toutes les coupes qu'il a faites, la muqueuse du sac offrait dans toute sa hauteur des replis, que l'on pouvait suivre jusque dans l'intérieur du canal nasal. L'auteur se demande si c'est là une disposition physiologique, ou bien l'effet des agents durcissants dont il s'est servi pour la préparation. Il ne peut dès lors nier absolument la présence, pendant la vie, d'une valvule à l'embouchure des conduits, bien qu'il penche plutôt vers la négative. Il ajoute que Foltz lui-même ne signale pas comme constante l'existence d'une valvule en ce point.

Les *rapports* des conduits avec le ligament palpébral interne sont tels, que ce ligament recouvre non-seulement leur partie commune, mais aussi le tiers interne de leur portion indépendante, là où ils sont contigus l'un à l'autre. Tandis que ce ligament se trouve intimement uni avec la paroi antérieure du sac, son union devient lâche avec la portion canaliculaire commune, et plus lâche encore à l'endroit où les conduits sont indépendants.

Parmi les différentes portions du *muscle orbiculaire* des paupières, les seuls faisceaux qui se rendent aux conduits lacrymaux sont : en premier lieu, ceux qui prennent insertion à la crête de l'unguis ou crête lacrymale postérieure (muscle de Horner, muscle du sac lacrymal, muscle tenseur des tarses des auteurs); en second lieu, ceux qui naissent des parties latérales du ligament palpébral interne. L'auteur appelle, avec Henke, les faisceaux venant de la crête de l'unguis, muscle lacrymal postérieur, les faisceaux naissant sur le ligament palpébral interne, muscle lacrymal antérieur. Des fibres de ces deux muscles accompagnent les conduits lacrymaux. Celles qui s'insèrent à la crête de l'unguis sont plus nombreuses et se placent derrière les conduits, tandis que celles qui viennent du ligament palpébral interne recouvrent leur face antérieure. Parmi les faisceaux postérieurs, plusieurs se dirigent en avant, en passant au-dessus et au-dessous des conduits, pour se placer dans le plan du muscle lacrymal antérieur. Les conduits lacrymaux se trouvent ainsi entourés de toutes parts de fibres musculaires: en avant et en arrière ces fibres sont dirigées transversalement, tandis qu'au-dessus et au-dessous elles affectent une direction antéro-postérieure plus ou moins oblique. Ces dernières fibres relient entre eux le muscle lacrymal antérieur et le muscle lacrymal postérieur.

La disposition oblique de certaines fibres de l'orbiculaire palpébral à l'égard des canalicules explique comment une section longitudinale, non exactement parallèle à l'axe du conduit, peut faire croire à la présence de fibres circulaires. Mais en réalité il n'existe pas de semblables fibres, même dans les endroits où elles ont été signalées tout récemment par Merkel. Cet auteur, en effet, prétend avoir rencontré autour de l'orifice des canalicules, immédiatement sous les points lacrymaux, des tractus musculaires provenant de la bifurcation des fibres transversales de l'orbiculaire, et disposés en anses. Il y aurait d'après cela un sphincter complet, pouvant resserrer l'origine des conduits. Heinlein se refuse à admettre la présence de ce sphincter. Lorsqu'en effet on pratique, à l'aide du microtome, des sections verticales antéro-postérieures très-fines, passant par le point lacrymal et par la base de l'infundibulum, le prétendu anneau

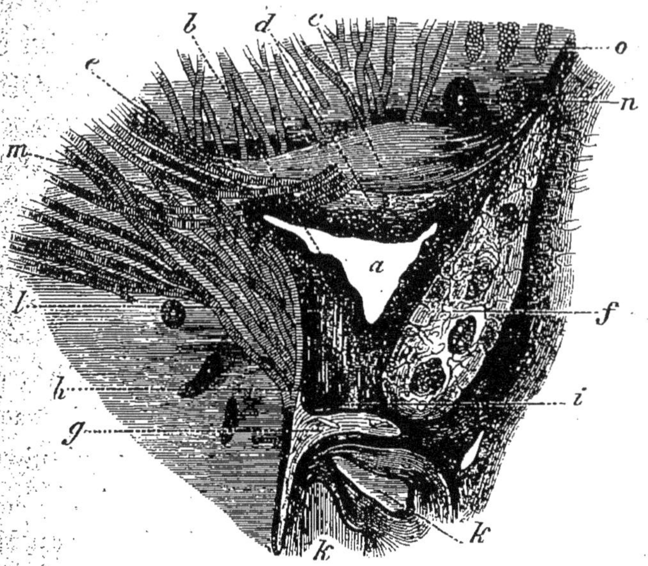

FIG. 4.

a. Sac lacrymal. — *b.* Origine du conduit lacrymal. — *c.* Ligament palpébral interne. — *d.* Adhérence intime de ce ligament avec la paroi antérieure du sac. — *e.* Portion terminale du conduit lacrymal et fibres du muscle lacrymal antérieur. — *f.* Apophyse montante de l'os maxillaire supérieur. — *g.* Unguis. — *h.* Crête postérieure de cet os soudé en *i* par du cartilage, avec l'apophyse nasale du maxillaire. — *kk.* Cellules ethmoïdales. — *l.* Origine du muscle lacrymal postérieur. — *m.* Fibres de ce muscle qui croisent le conduit pour se jeter dans le muscle lacrymal antérieur. — *n.* Artère angulaire. — *o.* Pelotons graisseux sous-cutanés.

musculaire ne se montre jamais complet. On le trouve interrompu particulièrement sur la paroi postérieure ou oculaire des conduits. Ses préparations lui ont démontré, en outre, qu'il s'agit là de fibres transversales, dont l'action, loin de resserrer les canalicules, aurait pour effet de les élargir.

En récapitulant le résultat de ses recherches, Henlein a trouvé que les conduits offrent, chez les enfants, une longueur de 5 à 6 mill., pouvant aller à 7 et à 8 mill. chez les adultes. Verticaux dans une petite étendue, les conduits présentent une portion arquée, et deviennent ensuite horizontalement inclinés. Dans la portion arquée, il existe une petite expansion utriculaire à laquelle succède immédiatement une autre expansion plus développée. Grâce à la souplesse des parois, une traction de la paupière, exercée vers la commissure externe, permet de placer dans un même plan à peu près horizontal, aussi bien la portion arquée que la portion verticale des conduits. Cette manœuvre, tendant en même temps à effacer l'entrée des deux dépressions diverticulaires, facilite singulièrement le cathétérisme des conduits lacrymaux. La paroi externe des canalicules est entourée d'un manchon de fibres musculaires qui suivent, pour la plupart, la direction même de ces conduits.

Sac lacrymal.—Le sac, cavité intermédiaire aux conduits lacrymaux et au canal nasal, se trouve logé dans la gouttière lacrymale de l'unguis et de l'apophyse montante du maxillaire supérieur. Il offre une direction légèrement oblique de haut en bas, de dedans en dehors, et d'arrière en avant. Sa forme est celle d'un cylindre aplati transversalement.

Ses dimensions ont été diversement évaluées par les auteurs: la *longueur* du sac mesurerait, d'après Arlt, 10 mill.; d'après Sappey, de 12 à 13, et d'après Weber, de 12 à 15; en additionnant ces chiffres, on arrive à une moyenne de 12 millimètres. Sa *largeur* serait, pour Arlt, égale à 4 mill. dans le sens antéro-postérieur, et à 2 mill. dans le sens transversal. Sappey et Weber, ne tenant pas compte de la différence des deux diamètres antéro-postérieur et transversal, attribuent au sac une largeur uniforme qui, pour le premier de ces auteurs, mesure de 3 à 5 mill., tandis que pour Weber elle est de 6 mill. En prenant, comme précédemment, la moyenne de ces évaluations différentes, on trouve que le diamètre moyen du sac est égal à un peu plus de 4 mill.

Les *rapports* du sac sont importants à connaître. La moitié supérieure de cette cavité est contiguë aux cellules ethmoïdales antérieures, tandis que la moitié inférieure correspond au méat moyen des fosses nasales. De là cette déduction opératoire, que, pour établir une communication artificielle entre le sac et les fosses nasales, il y a avantage à s'adresser de préférence à la moitié inférieure de la paroi interne du sac. On évite ainsi d'intéresser les cellules ethmoïdales antérieures, dont le système canaliculaire conduirait les larmes dans le sinus maxillaire, au lieu de leur permettre de s'écouler librement dans la fosse nasale correspondante.

Une fibro-muqueuse constitue essentiellement la paroi du sac. Celle-ci adhère moins aux os qu'aux diverses expansions fibreuses, qui, du muscle orbiculaire et de la capsule de Tenon, se portent sur le sac. Il n'est pas rare que, dans le cathétérisme des voies lacrymales, l'instrument, après avoir déchiré la muqueuse, décolle celle-ci de l'unguis et amène consécutivement des accidents d'ostéite et de nécrose; aussi, ne saurait-on apporter trop de ménagements dans la pratique de cette opération.

La muqueuse offre des replis peu prononcés dont il sera ultérieurement question. Elle est recouverte d'un épithélium cylindrique, régulièrement stratifié. Cet épithélium est, d'après Manfredi (1), dépourvu de cils vibratiles, contrairement à l'opinion de Sappey et de Kölliker, qui en admettent. Il existerait dans l'épaisseur de la muqueuse des glandules rudimentaires, auxquelles Béraud a fait jouer, comme nous le dirons plus tard, un rôle important dans le développement de la tumeur lacrymale. Ce sont là, pour cet auteur, des glandules folliculaires ou mucipares. A côté de celles-ci, il en admet d'autres d'une structure rameuse, qu'il considère comme analogues aux glandes de Meïbomius.

Ch. Robin et Cadiat (*loco cit.*) nient absolument que la muqueuse du sac possède des glandes d'aucune sorte.

Des artérioles nombreuses sont fournies au sac lacrymal par l'artère palpébrale inférieure et par le rameau interne de l'artère nasale. Les veinules se rendent dans les troncs veineux correspondants ; quant aux lymphatiques, on en ignore le trajet, bien que, d'après toutes les probabilités, le réseau lymphatique du sac doive se confondre avec celui de la pituitaire. Les nerfs viennent du rameau externe du nasal, branche de bifurcation de l'ophthalmique de Willis.

Canal nasal. — Le canal nasal, continuation du sac lacrymal, s'étend depuis le rebord orbitaire jusqu'au méat inférieur des fosses nasales. Sa direction est oblique de haut en bas, de dedans en dehors, et aussi d'avant en arrière. De là il résulte que ce canal offre une double inclinaison, l'une *transversale* et l'autre *antéro-postérieure*. La première se trouve assez bien représentée par une ligne fictive, qui, partant du plan médian du front, à 3 centimètres au-dessus de la racine du nez, passe par le milieu du ligament palpébral interne, et aboutit à l'intervalle qui sépare la dent canine

(1) Manfredi, *Journal de l'Académie de Turin*, 1871.

de l'incisive latérale supérieure. La seconde inclinaison, dirigée, ainsi qu'il a été dit, d'avant en arrière, fait que le canal nasal aboutit à la jonction du quart antérieur avec les trois-quarts postérieurs du méat inférieur des fosses nasales, et qu'une distance de 27 mill. sépare son embouchure de l'extrémité postérieure de la narine. C'est là un détail anatomique dont il sera bon de se rappeler, lorsqu'on pratiquera le cathétérisme rétrograde du canal nasal, par le procédé dit de Laforest.

L'obliquité du canal nasal sur le plan médian de la face, offre des variétés suivant les individus et les races. Pouteau qui, le premier, en fit la remarque, a noté que chez les individus à nez camus, l'axe de ce canal s'écarte davantage du plan médian.

Indépendamment de sa direction oblique, le canal nasal offre une courbure à convexité antéro-externe, qui explique comment le cathétérisme devient plus facile, en se servant d'instruments légèrement recourbés, suivant leur longueur.

La *forme* du canal nasal est cylindrique ; seul, son orifice supérieur est ellipsoïde : le grand axe de l'ellipse, dirigé obliquement en avant et en dehors, mesure 1 mill. de plus que le petit axe. Aussi, lorsqu'il s'agit de faire pénétrer dans le canal la lame d'un bistouri, d'après le procédé dit de Dupuytren, le tranchant du couteau doit être dirigé, non pas transversalement, mais bien obliquement, en avant et en dehors, suivant la partie la plus large du canal.

L'orifice inférieur du canal nasal s'ouvre, ainsi que nous l'avons dit, dans le méat inférieur. Tantôt son embouchure occupe le sommet du méat ; d'autres fois, au contraire, elle se trouve à 3 ou 4 mill. plus bas. Sa largeur, variable suivant les cas, est d'autant plus grande que l'orifice est placé plus haut dans le méat. Par contre, lorsque l'ouverture se fait près du plancher des fosses nasales, l'orifice est tellement étroit, qu'il est arrivé à Sappey de ne pouvoir le découvrir qu'en injectant du mercure de haut en bas dans le conduit lacrymo-nasal ; il est évident que, dans ce cas, le stylet explorateur n'arriverait dans les fosses nasales que par déchirure de la muqueuse.

La connaissance des dimensions du canal nasal nous intéresse au plus haut point pour le cathétérisme de ce conduit. Sa longueur varierait, d'après Arlt, de 10 à 16 mill. ; de 12 à 15 d'après Sappey, et de 10 à 12 d'après Weber. Le diamètre serait de 1 mill. 1/2 à 2 1/2 pour Arlt ; de 2,5 à 4 pour Sappey, et de 3 à 4 pour Weber ; ce qui nous donne, comme moyenne, 12 mill. et demi pour la longueur, et près de 3 mill. pour le diamètre. La partie la plus rétrécie correspond à l'orifice supérieur, c'est-à-dire au point de jonction du canal nasal avec le sac lacrymal.

D'après Serres, le canal serait généralement plus étroit à gauche qu'à droite, et l'on a fait valoir cette particularité pour expliquer la plus grande fréquence de la fistule lacrymale à gauche. Certaines conformations de la tête influeraient également sur les diamètres de ce conduit. On admet que, chez les individus qui ont le nez aplati et les pommettes larges, le canal nasal offre une plus grande étroitesse. La même chose aurait lieu chez les individus à grand nez, fortement arqué, et en particulier chez les Israélites, qui, d'après Arlt et de Wecker seraient, à cause de cela, particulièrement exposés à la dacryocystite. Les dimensions du canal nasal ne sont toutefois qu'un des éléments de la question, et il faut également tenir compte du tempérament scrofuleux, propre à certains individus et à certaines races. Cette cause nous semble même jouer ici un rôle prépondérant.

Les *rapports* du canal nasal sont les suivants : en *avant*, ce canal correspond à l'apophyse montante du maxillaire supérieur ; en *dehors*, au sinus maxillaire, dont il n'est séparé que par une lamelle osseuse mince, facile à traverser. C'est sans doute en se fondant sur ce rapport, qu'on a eu l'idée d'établir, dans le cas d'atrésie de ce canal, une communication artificielle entre le canal nasal et le sinus. En dedans, le canal nasal correspond successivement, au méat moyen, dont il est séparé par la double apophyse unciforme de l'ethmoïde et du cornet inférieur ; et plus bas au méat inférieur. Au niveau de ce dernier, le tissu osseux fait défaut, et un simple repli muqueux, variable dans sa hauteur, constitue la paroi interne du canal. C'est à ce repli muqueux, considéré comme une valvule, que Blanqui a attaché son nom ; il a été également décrit par Taillefer, Vésignié et Cruveilhier. En réalité, il s'agit là moins d'une valvule que de la paroi muqueuse du canal, offrant, comme on sait, une fente verticale plus ou moins allongée.

Au point de vue de la *structure*, le canal nasal est constitué, comme le sac, par une fibro-muqueuse pourvue de glandules, que Béraud a distinguées en deux espèces : les unes mucipares, et les autres meïbomiennes.

Pour Ch. Robin et Cadiat (*loco cit.*), il n'y a pas plus de glandes ici que pour le sac. En outre, les deux auteurs que nous venons de citer nient que la muqueuse se confonde au périoste. Pour eux, partout où la muqueuse du canal et même celle du sac sont en contact avec les os, il existe une couche de tissu cellulaire qui sépare la muqueuse du périoste sous-jacent. De nombreuses veinules rampent dans l'épaisseur de cette couche celluleuse, et lui donnent l'aspect d'un tissu caverneux.

L'épithélium, qui recouvre la muqueuse, est cylindrique, stratifié; d'après Manfredi, il serait dépourvu de cils vibratiles, sauf à l'embouchure du canal nasal, dans le méat inférieur. De nombreux vaisseaux se distribuent dans l'épaisseur de cette membrane; aussi saigne-t-elle facilement lorsqu'on pratique le cathétérisme du canal. Des filets nerveux lui sont fournis par le dentaire supérieur et antérieur, branche du maxillaire supérieur, et par le filet externe du rameau nasal de la branche ophthalmique de Willis. Vers la partie inférieure du canal nasal, entre la muqueuse et les os, existe un tissu d'aspect caverneux qui a été bien décrit par Maïer (voy. la seconde édition de Kölliker, 1871), par Henle, Stellwag von Carion, et surtout par Stilling.

Un point important de l'anatomie topographique de cette région consiste dans la présence d'un tubercule osseux placé au pourtour de l'orbite, vis-à-vis l'orifice supérieur du canal nasal. C'est derrière ce tubercule que se trouve la lèvre antérieure de la gouttière lacrymale, qui constitue le véritable point de repère, lorsqu'il s'agit de plonger, dans le sac et le canal nasal, un bistouri à la façon de Dupuytren. On évitera donc de se laisser guider par le tubercule placé en avant de cette lèvre, si l'on veut ne pas courir le risqué de plonger le bistouri dans les parties molles de la joue, ainsi que cela est arrivé à plusieurs opérateurs. De même, il ne faudrait pas prendre ce tubercule pour une exostose des voies lacrymales, erreur qui a été parfois commise.

Il nous reste à parler des valvules du sac lacrymal et du canal nasal, au sujet desquelles tous les anatomistes sont loin d'être d'accord.

Nous avons dit précédemment que la valvule de Blanqui, connue également sous le nom de valvule de Cruveilhier (1), et à laquelle on a voulu faire jouer un rôle dans l'occlusion de l'orifice inférieur du canal nasal, ne constituait pas pour nous une véritable valvule. — Dans l'intérieur du sac, à l'endroit où les conduits lacrymaux s'ouvrent par un canal commun, on observe assez souvent un repli semi-lunaire dont la concavité, dirigée obliquement en haut et en dehors, regarde l'embouchure commune des deux conduits. Ce petit repli, qui porte le nom peut-être impropre de *valvule* de Huschke, se trouve très-bien décrit par cet auteur dans son *Encyclopédie anatomique* (t. V, p. 594). Ce serait d'après lui une disposition presque constante (90 fois sur 100). — Les auteurs s'accordent égalcment pour admettre l'existence d'une valvule, appelée valvule de Béraud (2), située au niveau de la jonction du sac et du canal nasal. Ce repli, la plupart du temps semi-lunaire, parfois circulaire, se trouve à la partie externe de l'orifice supérieur du canal nasal, et offre une concavité supérieure qui regarde le sac. — Enfin, Taillefer (Thèse de Paris, 1826) a signalé, vers la partie moyenne du canal, un repli semi-lunaire à concavité inférieure, qui offrirait de grandes variétés, et dont l'existence

(1) *Anat. descr. Org. des sens.*
(2) *Bulletin de la Société de biologie*, 1851.

serait même exceptionnelle, puisque Béraud dit ne l'avoir rencontré que 6 fois sur 100.

En résumé, de tous les replis valvulaires en question, ceux qui paraissent le plus constants sont la petite valvule de Huschke et la valvule de Béraud. — Cette dernière a surtout une importance pratique, vu que, étant située à la jonction du sac et du canal nasal, c'est-à-dire à la partie la plus étroite du conduit lacrymo-nasal, elle peut opposer un obstacle réel au passage du cathéter à travers ce conduit. —Ajoutons, d'ailleurs, que la plupart des replis valvulaires intérieurs sont généralement peu apparents, au point que Sappey leur refuse même le nom de valvules, et que Morgagni, Blanqui et Vésignié ont cru devoir les passer sous silence.

Pour terminer ce qui a trait à l'anatomie des voies d'excrétion des larmes, nous aurons à mentionner succinctement la disposition du *muscle orbiculaire*.

Weber, qui en a donné une bonne description, après Arlt, distingue à ce muscle quatre portions, qui sont : 1° la portion *orbitaire*, en rapport avec le pourtour de l'orbite, formée par les fibres les plus excentriques; 2° la portion *palpébrale* ou lacrymale antérieure, séparée en deux parties, l'une supérieure, l'autre inférieure, par le ligament palpébral interne ou tendon de l'orbiculaire ; 3° le *muscle de Horner* ou portion lacrymale postérieure, dont l'insertion fixe se fait à la crête de l'unguis : après avoir contourné la paroi orbitaire du sac lacrymal, les fibres de cette portion de l'orbiculaire se divisent en deux chefs, l'un destiné à la paupière supérieure, l'autre à la paupière inférieure; chacune de ces divisions vient contourner la paroi postérieure et supérieure des conduits lacrymaux, et dans le voisinage du point lacrymal correspondant elle forme des anses qui s'entre-croisent avec celles fournies par la portion lacrymale antérieure; 4° la portion *ciliaire* ou muscle Albini, appelée encore muscle sub-tarsal ou ciliaire de Riolan. Cette portion est constituée par des fibres très-pâles, situées au devant des cartilages tarses, et qui s'étendent, sous forme d'arcades concentriques, des conduits lacrymaux à la commissure externe des paupières : de ces fibres, les plus inférieures sont les plus courtes et les moins distinctes. — Nous allons voir, en parlant de la physiologie, quel est le rôle dévolu à chaque portion du muscle orbiculaire.

QUATRIÈME LEÇON

PHYSIOLOGIE DE L'APPAREIL EXCRÉTEUR DES LARMES

Travaux modernes sur ce sujet. — Transport des larmes vers le grand angle de l'œil; rôle des paupières. — Conditions qui font varier la quantité des larmes. — Passage des larmes dans le sac. — Diverses théories émises : absorption; siphon; propulsion; aspiration pneumatique; capillarité. — Écoulement des larmes : contraction du muscle de Horner; évaporation; raréfaction de l'air.

Ce point de physiologie a beaucoup intéressé les chirurgiens, et il a servi de base à la plupart des théories émises, dans les temps modernes, sur le mode de production de la tumeur et de la fistule lacrymales.

Dans ces dernières années, divers travaux importants ont été publiés sur ce sujet : nous signalerons, entre autres, ceux de Ad. Weber (*Klinische Monatsblätter für Augen-Heilkunde*, 1863-64) ; de Giraud-Teulon (*Annales d'oculistique*, t. LXIX, p. 227); de Demtschensco (*Dissertation inaugurale de Saint-Pétersbourg*, 1871), et de Rava (broch. in-8°, *Sassari*, 1871).

Chacun connaît la théorie du *siphon*, imaginée par J.-L. Petit, et la théorie plus moderne de l'*aspiration pneumatique*. Nous mentionnerons également l'hypothèse d'un *pouvoir absorbant* propre aux points lacrymaux; celle d'une *vis a tergo* ou propulsion exercée par le muscle orbiculaire;

enfin, l'action attribuée à la *capillarité :* toutes causes invoquées tour à tour pour expliquer la progression du liquide lacrymal et sa pénétration dans le sac.

La multiplicité de ces théories indique suffisamment que la question reste encore litigieuse. Pour mettre de l'ordre dans ce qui va suivre, nous étudierons, en autant de paragraphes spéciaux : le rôle des paupières dans la progression des larmes, depuis la commissure externe jusqu'au grand angle de l'œil ; le passage de ce liquide dans le sac ; enfin, l'écoulement des larmes à travers le canal lacrymo-nasal.

Jeu des paupières. — Nous distinguerons séparément le rôle de la paupière supérieure et celui de la paupière inférieure.

On a dit, et avec raison, que le clignement en quelque sorte incessant des paupières favorisait la répartition des larmes sur la surface du globe, et leur acheminement vers le grand angle de l'œil. D'après des observations physiologiques précises, il a été reconnu que ce résultat était dû, presque tout entier, à la paupière inférieure, le rôle de la paupière supérieure étant dans ce cas très-restreint. Si l'on examine attentivement ce qui se passe, au moment de l'occlusion des voiles palpébraux, on voit la paupière supérieure s'abaisser directement en bas, autour d'un axe parfaitement transversal. Ce fait explique la formation de plis transversaux qui se dessinent sur la peau de cette paupière, au moment de la contraction de l'orbiculaire. En même temps, le point lacrymal supérieur demeure vertical, sans éprouver aucune inclinaison en arrière, ce qui démontre que le chef supérieur du muscle de Horner ne prend aucune part à l'abaissement de la paupière.

Tout autres sont les effets de la contraction de l'orbiculaire sur la paupière inférieure. Ce voile membraneux se trouve élevé par un mouvement spiroïde, en vertu duquel la commissure interne est attirée en haut beaucoup plus que l'externe ; en outre, le point lacrymal inférieur cesse d'être vertical, et éprouve un mouvement de translation en dedans et en arrière, qui l'applique exactement contre le globe oculaire. Par suite de ce mouvement combiné, une ligne transversale passant par la commissure interne laisse la commissure externe sur un plan situé plus bas. Le chef inférieur du muscle de Horner agit ainsi puissamment dans l'élévation que subit la paupière inférieure. Des plis cutanés verticaux, d'autant plus apparents qu'on se rapproche davantage du ligament palpébral interne, témoignent de cette intervention du muscle de Horner. C'est grâce au mouvement spiroïde de la paupière inférieure que les larmes, accumulées dans le cul-de-sac inférieur de la conjonctive, se trouvent transportées vers l'angle interne de l'œil, où elles se rassemblent dans ce qu'on est convenu d'appeler le lac lacrymal.

On a prétendu hypothétiquement que, lors de l'occlusion des paupières, les bords libres de celles-ci, arrivés au contact, laissaient entre eux et la cornée un espace canaliculaire, le long duquel les larmes filtraient jusqu'au lac lacrymal. Malheureusement pour la théorie, les bords palpébraux n'offrent aucune obliquité antéro-postérieure, et ne sauraient dès lors permettre la formation d'un pareil espace lors de l'occlusion complète des paupières. Il y a plus, dans le clignement ordinaire, que nous pourrions appeler physiologique, les paupières, d'après l'observation de Roser, n'arrivent qu'exceptionnellement au contact, ce qui mettrait tout à fait hors de cause, comme on le voit, l'utilité d'une semblable disposition anatomique, alors même qu'elle existerait réellement.

D'après ce qui précède, trois facteurs concourent à guider les larmes, depuis la glande lacrymale jusqu'au grand angle de l'œil : la *capillarité*, aidée du clignement des paupières, qui les étale au-devant du globe ; la *pesanteur*, qui les porte vers le cul-de-sac conjonctival inférieur ; enfin, le *mouvement spiroïde* de la paupière inférieure, qui les ramasse et les dirige de dehors en dedans vers le lac lacrymal, autrement dit vers les points lacrymaux.

Il ne faudrait pas d'ailleurs considérer le liquide en mouvement comme se trouvant, en tout temps, dans des conditions identiques; une foule de causes, tant physiques que vitales, en font varier la quantité. C'est ainsi que, dans les temps chauds et secs, le liquide lacrymal se trouve, par suite de l'évaporation, en quantité moindre que dans l'état atmosphérique opposé. De même, pendant le sommeil, la sécrétion lacrymale diminue notablement. Saint-Yves, Janin, Demours, Vésignié, Nélaton et Malgaigne avaient signalé ce fait que, dans la tumeur lacrymale, le sac est moins rempli pendant la nuit et au réveil. Enfin, il existe des variétés individuelles, importantes à connaître. Dans trois cas observés par Malgaigne, l'oblitération complète des points lacrymaux n'avait pas entraîné le moindre larmoiement : preuve que, chez certains individus, la sécrétion lacrymale est réduite à très-peu de chose. C'est là un fait remarquable et qu'on ne doit jamais perdre de vue, lorsqu'il s'agit de porter un jugement définitif sur l'efficacité des diverses méthodes de traitement, applicables à la tumeur et à la fistule lacrymales.

D'autres conditions vitales influent également pour faire varier la quantité des larmes. C'est ainsi que l'impression du froid sur la conjonctive, l'existence d'une conjonctivite ou d'une blépharite agissent par action réflexe sur la sécrétion de la glande, qu'elles augmentent.

Nous avons noté une certaine influence exercée par l'accommodation sur la sécrétion lacrymale. Des individus, atteints de dacryocystite, larmoient davantage lorsqu'ils lisent ou qu'ils écrivent. Dans ces conditions, le surcroît de larmoiement ne peut s'expliquer que par une exagération passagère de la sécrétion lacrymale, survenant sous la double influence de l'accommodation et de la convergence.

Des considérations qui précèdent, il ressort clairement que l'excrétion des larmes est une fonction essentiellement intermittente. Ajoutons que leur écoulement, à travers des canaux très-étroits, se fait lentement et dans une mesure restreinte. Aussi, suffit-il d'une simple exagération de la sécrétion du liquide lacrymal, ou d'un obstacle très-léger à sa filtration, pour donner lieu à de l'épiphora. Tous ceux qui ont eu l'occasion de traiter des dacryocystites savent que, de tous les éléments constitutifs de la maladie, le plus tenace et le plus difficile à guérir est sans contredit le *larmoiement.*

Passage des larmes dans le sac lacrymal. — Une première théorie repose sur la dilatation active des points lacrymaux qui agiraient à la façon d'une *bouche absorbante.* Cette théorie est devenue tout à fait insoutenable, depuis qu'on pratique journellement l'incision des conduits, d'après la méthode de Bowman, sans porter obstacle à l'absorption des larmes. Déjà Bertin (1) avait fait la remarque que, chez certains animaux, tels que le lièvre, le coq, le merle et le ramier, il existe à la place des conduits lacrymaux un simple trou, admettant un gros stylet, et qui conduit directement dans le sac. Chez ces animaux, l'excrétion des larmes n'en est pas moins assurée; et Bertin se demandait si l'on ne pouvait imiter cette disposition chez l'homme, dans un but opératoire, ce qui, comme nous le dirons, a été tenté depuis avec succès.

En se fondant sur la disposition de l'appareil lacrymal en deux branches, l'une plus courte, représentée par les conduits lacrymaux, l'autre plus longue, constituée par le sac et le canal nasal, J.-L. Petit avait admis, sans démonstration expérimentale suffisante, que la théorie du *siphon* est applicable au fonctionnement de l'appareil excréteur des larmes. Bien des objections sérieuses ont été opposées à cette manière de voir. On a signalé, en particulier, la difficulté de supposer l'appareil constamment chargé, lorsqu'il s'agit d'une fonction aussi intermittente que l'est l'excrétion des larmes. D'autre part, on n'a pas manqué d'objecter que, dans bien des cas d'imperforation ou d'obstruction morbide du canal nasal, les larmes ne parviennent pas moins à s'accumuler dans le sac et à y constituer une tumeur. Enfin, cette théorie est devenue tout à fait inadmissible depuis que, par l'opération de Bowman, on détruit la prétendue courte branche du siphon.

Une troisième théorie admet la propulsion des larmes par le muscle orbiculaire agissant à l'instar d'une *vis a tergo*.

(1) Bertin, *Mémoire de l'Académie des Sciences* : « *Recherches sur le sac lacrymal de l'homme et de quelques animaux* »; 1766.

C'est à cette théorie que se rattache Demtschensco. Mais, ainsi que le font observer Giraud-Teulon et Rava, cette action musculaire ne saurait être appliquée au mécanisme de tous les instants. Lors du clignement physiologique des paupières, celles-ci, nous l'avons dit, n'arrivent qu'exceptionnellement au contact, et l'on ne saurait concevoir comment, dans de telles conditions, les larmes parviendraient dans le sac, plutôt que de refluer au dehors.

Une quatrième théorie, qui jouit d'une plus grande faveur que les précédentes, consiste à admettre la dilatation active du sac, dans lequel il se ferait un véritable *vide pneumatique* sous l'influence de la contraction de l'orbiculaire. Weber a combattu cette théorie, en se fondant sur l'expérience suivante : il introduit un manomètre très-sensible dans l'un des conduits lacrymaux, et invite le sujet à contracter son muscle orbiculaire, ou électrise alternativement la portion supérieure et la portion inférieure de ce muscle. Il constate alors que le niveau de la colonne manométrique n'éprouve aucun changement; d'où il conclut que la contraction de l'orbiculaire ne fait nullement varier la capacité du sac. L'auteur allemand va même jusqu'à nier toute influence de l'orbiculaire sur le cours des larmes. Il est vrai qu'Arlt a élevé quelques doutes sur la valeur de ces expériences, mais toujours est-il que la théorie de l'aspiration par dilatation active du sac attend encore sa démonstration expérimentale. Giraud-Teulon pense qu'un certain degré de dilatation du sac lacrymal résulte du déplacement en avant du ligament palpébral interne et du redressement du muscle de Horner, au moment où l'orbiculaire se contracte; mais il ajoute que cette action est très-limitée, et ne saurait suffire pour expliquer la pénétration des larmes dans le sac.

Une observation journalière qui, à elle seule, renverse la théorie du vide pneumatique, consiste en ce fait que, malgré l'existence d'un large trou fistuleux du sac, les larmes ne sont pas moins absorbées, au point de remplir leur réservoir naturel et de venir s'écouler goutte à goutte par l'orifice fistuleux. Le professeur Richet, qui, comme on sait, est partisan de l'aspiration pneumatique du sac lacrymal, objecte qu'en pareil cas le trajet souvent oblique de la fistule constitue une espèce de soupape, s'opposant à l'introduction de l'air dans le sac. Pour y répondre, il nous suffira de dire que, dans le cas de perforation *directe* des parois du sac, alors même que l'air peut entrer et sortir avec la plus grande facilité, un larmoiement continu s'établit par la fistule. Il y a plus, nous avons placé dans le trajet fistuleux de petites canules métalliques, et le sac ne continuait pas moins à recevoir des larmes, qui s'écoulaient au dehors à travers la petite canule.

Un homme, qui est actuellement dans le service, offre une double fistule lacrymale. Le trajet fistuleux, du côté gauche, est entièrement organisé et assez large pour laisser voir directement un stylet Bowman, introduit dans le sac par le conduit lacrymal supérieur. Il serait impossible d'avancer qu'ici la communication n'est pas directe, et pourtant nous voyons, chez ce malade, des larmes s'échapper par l'orifice fistuleux d'une façon continue; c'est même à cause de cette incommodité très-gênante que cet homme a demandé son admission à l'hôpital.

De l'examen des théories qui précèdent et de la discussion dans laquelle nous sommes entré, il résulte clairement, croyons-nous, que les hypothèses fondées sur le jeu du muscle orbiculaire (propulsion, dilatation active du sac), sur l'absorption propre aux points lacrymaux et sur la théorie physique du siphon, invoquées tour à tour pour expliquer la pénétration des larmes dans le sac, doivent être considérées comme tout à fait insuffisantes.

La *capillarité*, au contraire, peut à elle seule rendre compte du passage des larmes à travers les conduits jusque dans le sac lacrymal. En admettant l'influence de cette force physique, il importe peu que les canalicules soient intacts ou qu'ils soient fendus dans toute leur longueur; de même, son action n'en continuera pas moins à s'exercer, que le sac lacrymal soit le siége d'un trajet fistuleux oblique ou direct, ou que le canal nasal lui-même soit obstrué ou complétement oblitéré.

Il se peut que la contraction du muscle orbiculaire, à chaque clignement des paupières, entre pour quelque chose dans le refoulement du liquide vers le sac; mais cette action est, nous l'avons dit, peu active. Ce muscle nous semble intervenir principalement pour appliquer fortement les points lacrymaux contre le lac lacrymal. Aussi, lorsque le muscle orbiculaire est paralysé ou relâché (atonie sénile), on observe l'éversion des points lacrymaux, et, consécutivement, de l'épiphora dû à la non-pénétration des larmes dans le sac.

Nous venons de voir comment les larmes s'acheminent vers les points lacrymaux, et quelles sont les forces qui semblent présider à la pénétration de ce liquide jusque dans l'intérieur du canal lacrymo-nasal. Il nous reste, maintenant, à rechercher en vertu de quelles conditions le liquide lacrymal se trouve mis en mouvement. Il ne faut pas, en effet, oublier que la capillarité, loin d'être une cause accélératrice de l'écoulement des liquides, devient au contraire un obstacle réel à leur passage à travers des tubes très-étroits. Il résulte, en outre, des belles expériences de Weber, que l'élargissement physiologique du canal lacrymo-nasal à l'endroit du sac, et la présence habituelle d'une certaine quantité de mucus dans l'intérieur de cette cavité constituent deux nouvelles causes retardatrices de l'écoulement des larmes.

Écoulement des larmes à travers le canal lacrymo-nasal. — L'action du *muscle de Horner* nous semble devoir être invoquée ici comme une cause accélératrice de l'écoulement. En effet, ce muscle s'insérant à la crête de l'unguis, contourne, à la manière d'une sangle, le côté postéro-externe du sac pour venir s'attacher, par deux chefs distincts, autour des conduits lacrymaux. Lorsqu'il entre en contraction, il doit avoir pour effet de comprimer légèrement le sac de dehors en dedans, contre la gouttière de l'unguis, et de contribuer à en exprimer le contenu. Comme ce dernier ne peut refluer par en haut, à cause de la présence de la valvule de Huschke, il se trouve dirigé naturellement vers le canal nasal, d'où il s'écoule dans le nez.

Nous reconnaissons, toutefois, que cette action musculaire serait insuffisante, à elle seule, pour expliquer la progression des larmes, et nous en dirons autant de la *pesanteur*, qui se trouve forcément contrariée dans son action par la capillarité. Aussi faut-il faire intervenir ici une autre force accélératrice importante, l'*évaporation*, admise par la plupart des physiologistes. Celle-ci se trouve d'ailleurs singulièrement activée par le *courant d'air* établi dans l'intérieur des fosses nasales à chaque mouvement d'inspiration et d'expiration.

Rava regarde l'évaporation comme ne constituant qu'un agent très-peu actif de l'écoulement des larmes. L'auteur italien a fait des expériences, d'après lesquelles il se croit autorisé à conclure que l'écoulement du liquide lacrymal est presque exclusivement sous la dépendance de la raréfaction de l'air, produite dans les fosses nasales par les mouvements inspiratoires. Bien que ces expériences ne nous paraissent pas toutes absolument concluantes, nous allons les passer rapidement en revue.

Dans un premier cas, Rava introduit dans la cavité du sac, à travers une fistule, une petite boulette de coton imprégnée de teinture de tournesol. Puis, après avoir pris soin de boucher l'orifice fistuleux avec du taffetas, il constate qu'un collyre à l'acide citrique, instillé sur la conjonctive, passe dans le sac et décolore le tournesol.

Dans une seconde expérience, il commence par boucher hermétiquement le canal nasal, vers l'extrémité inférieure du sac, au moyen d'une boule de caoutchouc, puis il procède de la même façon que dans la première expérience : il constate alors que le tournesol reste inctact, preuve que l'acide citrique n'a point pénétré dans le sac. Ce résultat le conduit à cette conclusion que l'écoulement des larmes, et même leur pénétration dans le sac, sont sous la dépendance du mouvement que les deux temps de la respiration impriment à l'air, vers l'orifice inférieur du canal nasal.

Après avoir constaté chez un jeune homme bien portant le passage dans le nez de collyres à l'acide citrique et au sulfate de soude, Rava, dans une troisième expérience, tamponne hermétiquement l'orifice postérieur de la fosse nasale correspondante, et observe que ces mêmes collyres ne parviennent plus alors dans la narine. Il conclut de là encore, comme précédemment, que le défaut de courant inspiratoire est la véritable cause qui empêche l'écoulement du liquide lacrymal. Il ne se refuse pas toutefois à accorder une certaine part à la diminution de l'évaporation qui résulte de l'occlusion de la narine.

En définitive, dans la théorie de Rava, on pourrait comparer les voies aériennes à un de ces appareils pulvérisateurs, aujourd'hui si répandus, dans lesquels, comme on sait, la colonne d'air en mouvement devient l'agent d'entraînement et de pulvérisation du liquide odorant ou médicamenteux.

Nous résumerons tout ce qui précède sur le fonctionnement de l'appareil d'excrétion des larmes, en disant :

1° Que le liquide lacrymal est conduit, de l'angle externe de l'œil jusqu'aux points lacrymaux, par l'action de deux forces physiques, la *pesanteur* et la *capillarité*, aidées de l'intervention d'une force vitale, la contraction de l'*orbiculaire* ;

2° Que le sac lacrymal et le canal nasal se chargent de liquide sous l'influence de la *capillarité*, qui trouve une cause adjuvante dans la contraction de l'*orbiculaire* ;

3° Que les larmes s'écoulent à travers le canal lacrymo-nasal, grâce à l'action combinée de deux forces physiques : l'une, très-puissante, l'*évaporation*, secondée par l'action mécanique du courant aérien ; l'autre, peu active, la *pesanteur*. A ces deux forces physiques, il convient d'ajouter l'action d'une force vitale, la contraction du petit *muscle de*

Horner; cette dernière influence est, nous l'avons dit, très-limitée.

Pour agir efficacement, toutes ces forces ont besoin que la filière étroite, traversée par les larmes, soit dans un état de parfaite intégrité. C'est pourquoi un léger boursouflement de la muqueuse, ou une sécrétion exagérée de mucus, suffit pour entraver l'écoulement physiologique du liquide lacrymal, et déterminer du larmoiement. Ce sont là, du reste, des considérations importantes sur lesquelles nous aurons à revenir ultérieurement, à propos de l'étude de la tumeur et de la fistule lacrymales.

CINQUIÈME LEÇON

PATHOLOGIE DES VOIES D'EXCRÉTION DES LARMES

Affections des points et conduits lacrymaux.

Anomalies congénitales. — Corps étrangers venus du dehors. — Dacryolithes. — Leptothrix. — Polypes. — Traumatismes et ulcérations des conduits. — Fistules des conduits.

Anomalies congénitales. — On a vu un ou plusieurs points lacrymaux faire complétement défaut par vice de conformation. Tantôt, il s'agit de l'absence complète du point et du mamelon qui le supporte, comme dans un cas cité par Marks (de Dublin). Ailleurs, on a rencontré les quatre points lacrymaux obstrués par une pellicule. Dans certains cas, on a observé, en même temps, l'absence totale des conduits lacrymaux et du canal lacrymo-nasal. Tels sont les faits rapportés par Morgagni, Zehender (1), etc. Il a suffi à Zehender, pour guérir le larmoiement chez une jeune fille de douze ans, de déchirer, à l'aide d'une aiguille à discission, la mince membrane épithéliale, qui, sous forme de couvercle, obtruait les deux points lacrymaux, à l'œil droit, et le point inférieur, à l'œil gauche.

Morgagni cite l'atrésie des conduits lacrymaux, alors que les points paraissaient perméables et bien constitués.

(1) Zehender, *Klin. Monatsblätter für Augenheilkunde*, p. 131, 1867.

Contrairement aux faits d'absence, Behr, Mackenzie, Rau, de Graefe, Zehender, parlent de cas où il y avait deux conduits lacrymaux, s'ouvrant par deux points distincts sur une même papille : on aurait dit deux canons de fusils accolés. L'un de ces canaux se termine parfois en un cul-de-sac. Le plus souvent les canaux lacrymaux surnuméraires se sont montrés à la paupière inférieure. Toutefois, la paupière supérieure peut en être également le siége, ainsi que Steffan (1) en cite un exemple qu'il a observé chez un homme de soixante ans. Ici, le canal supplémentaire s'ouvrait à 2 millim. en dehors de la papille. Toutefois, l'auteur dit n'avoir pu constater exactement si ce canal se réunissait à l'autre, ou s'il s'avançait isolément dans le sac.

On appliquera à ces cas d'absence ou d'imperforation des conduits lacrymaux le traitement dont nous parlerons ultérieurement à propos de l'oblitération accidentelle de ces mêmes conduits.

Corps étrangers des conduits lacrymaux. — On a observé diverses variétés de corps étrangers dans les conduits lacrymaux. La plupart du temps, ces corps sont constitués par des cils. Ce fait a été relaté deux fois par Monteath ; Mackenzie dit posséder plusieurs observations de ce genre. Ces corps étrangers ont été, du reste, rencontrés aussi bien dans le conduit supérieur que dans l'inférieur. On a vu la grosse extrémité du cil s'avancer parfois jusque dans le sac.

Les symptômes qu'ils déterminent leur sont communs avec ceux provoqués par d'autres corps étrangers de différente nature. Ce sont : le larmoiement, et une inflammation

(1) Steffan, *Klin. Monatsblätter, etc.*, 1866.

vive de la caroncule et du repli semi-lunaire, symptômes qui doivent toujours tenir en éveil sur la possibilité de semblables causes.

Parmi les corps étrangers végétaux, on a rencontré souvent des barbes d'épis de céréales. C'est ainsi que Kneschke dit avoir observé une barbe d'épi de blé qui s'était introduite dans le conduit supérieur. Monoyer a également publié une observation où il s'agit d'une barbe d'épi d'orge, de 6 millim. de long, qu'il a extraite du point lacrymal inférieur. Des éclats métalliques ont été parfois retrouvés dans ces êmes canaux. Ainsi Taylor, dans l'*Ophthalmic Review*, 1867, cite le cas d'un brunisseur chez lequel il a rencontré, dans le point lacrymal supérieur, un fragment de tournure de cuivre. D'après le même auteur, le fait serait plus fréquemment observé à l'égard du point lacrymal inférieur.

De véritables petits *calculs* ont été trouvés dans les conduits lacrymaux, calculs dont la ressemblance est grande avec ceux développés dans les conduits salivaires. Ces dacryolithes occupent le plus souvent le conduit lacrymal inférieur; leur volume offre souvent celui d'un grain de chènevis. Ils peuvent atteindre exceptionnellement une grosseur assez considérable. Pagenstecher (1) rapporte un exemple où le calcul mesurait 6 millim. de longueur sur 3 millim. de largeur.

Les symptômes de ces calculs consistent dans une dilatation anormale du conduit, et dans l'écoulement par le point lacrymal, sous l'influence de la pression, d'un liquide trouble puriforme. La tumeur, dont le canalicule est le siége,

(1) Pagenstecher, *Arch. für Augen und Ohren Heilkunde*, t. I, ob. 2, 1874.

fait saillie aussi bien du côté de la peau que du côté de la conjonctive. On s'assure du diagnostic en introduisant, par le point lacrymal, un fin cathéter qui permet de constater, dans l'intérieur du conduit, l'existence d'un corps étranger dur.

Le traitement consiste à extraire le corps étranger, après avoir pratiqué une incision longitudinale, suivant l'axe du conduit. Il va sans dire qu'on incisera en même temps le point lacrymal que Mackenzie, fidèle au préjugé de son époque, préconise de respecter. On considérait, en effet, l'intégrité de ce point comme absolument nécessaire à l'absorption régulière des larmes.

Une variété de *concrétions* singulières, signalée par de Graefe en 1864, est constituée par la présence, dans le conduit, d'amas de parasites appartenant au genre leptothrix. Le même auteur a publié, depuis, un nouveau travail (1) où il relate onze cas de ce genre. Ces concrétions se prolongent, parfois, jusque dans le sac lacrymal lui-même, ainsi que cela existait dans une observation publiée par Förster (de Breslau). Tous ces cas concernaient le conduit lacrymal inférieur.

L'examen microscopique de ces corps étrangers, fait par Conheim et Lebert, démontra la présence de filaments de leptothrix analogues à ceux de la bouche, dont ils ne diffèrent que par la grandeur des éléments. Une fois, ces auteurs rencontrèrent en plus quelques particules calcaires, et une autre fois du pus. Dans l'exemple de Förster, cité plus haut, à l'examen de la masse noirâtre, fait par Waldeyer, on trouva

(1) De Graefe, *Arch. für Ophthalm.*, 1869.

du leptothrix analogue à celui de la carie dentaire. Aussi, Förster émet-il l'avis que la salive dont se servent certaines personnes, comme d'un remède souverain dans les affections oculaires, pourrait bien en être l'origine. Cette explication, du reste, était applicable au cas de son malade.

Les symptômes de cette affection dépendent tous de l'obstruction et de la suppuration du conduit, et se traduisent par de l'épiphora, et un gonflement sur le trajet du conduit. On dirait un orgelet, compliqué d'un léger renversement du point lacrymal en dehors, lequel point est en même temps élargi. Au toucher, on sent une tumeur cylindroïde, dure et peu compressible. Le début de cette affection est souvent brusque, auquel cas on est porté à rattacher la tuméfaction à un refroidissement. D'autres fois, le mal se développe graduellement; on voit alors apparaître une forte blennorrhée du conduit, accompagnée d'un gonflement inflammatoire vif du voisinage. Habituellement, la pression digitale, exercée sur la tumeur, provoque une douleur aiguë, et il existe une gêne très-notable dans l'occlusion des paupières.

L'affection qui nous occupe se distingue de l'orgelet par son siége, dans une portion du bord palpébral, où les glandes ciliaires font absolument défaut; et par son existence sur le trajet du conduit lacrymal. Le diagnostic différentiel entre les dacryolithes et les concrétions de leptothrix sera établi d'après les renseignements fournis par le cathétérisme. Le stylet explorateur donnera, dans le cas de leptothrix, la sensation d'une masse moins résistante et moins dure que ne l'est généralement une concrétion lithique.

Schirmer (1) a publié une observation relative à une affection de ce genre, remarquable par le siége exceptionnel du leptothrix dans le conduit lacrymal supérieur, et par la possibilité de faire saillir à l'extérieur, en pressant sur la tumeur, une masse jaunâtre, qui rentrait aussitôt que la pression avait cessé.

A l'égard du traitement, on pratiquera pour les concrétions de leptothrix, comme pour les calculs, l'incision de la paroi conjonctivale du conduit obstrué. On trouve alors, généralement, le conduit élargi, sous forme de sac, et en voie de suppuration. Les concrétions qu'on a ainsi extraites avaient des dimensions variant de 7 millim. à 10 millim. de longueur, sur $1^{mm},5$ à $2^{mm},5$ de largeur. Le plus souvent, la masse, légèrement adhérente à la muqueuse, se laisse enlever par fragments discoïdes ou nucléaires, plus ou moins nombreux. Schirmer, dans le cas que nous venons de citer, recueillit seize noyaux qui ressemblaient à des grains de framboise; l'examen microscopique fit reconnaître que ces noyaux étaient constitués par des amas d'algues filamenteuses du genre leptothrix.

L'embouchure du conduit dans le sac reste généralement ouverte; malgré cela, il est bon de compléter l'opération en passant, dans le conduit lacrymal, une sonde d'Anel ou un stylet Bowman n° 1 ou n° 2, et même en y faisant des injections détersives. Si, comme cela est la règle, l'écoulement puriforme ne cesse pas après l'extraction du corps étranger, on pourra modifier les parois enflammées du conduit à l'aide de topiques, liquides ou solides, légèrement astringents, ou même cathérétiques.

(1) Schirmer, *Klin. Monatsblätter für Augenheilkunde*, 1871.

A côté des corps étrangers, nous devons parler de certaines productions morbides polypiformes, observées dans l'intérieur des conduits.

Sous le nom de *polypes* des conduits lacrymaux, Demours décrivit, le premier, de toutes petites excroissances appendues à la muqueuse. Toutefois, ces excroissances doivent être considérées moins comme de véritables polypes, que comme de simples bourgeons charnus polypoïdes, consécutifs à une ophthalmie purulente ou granuleuse, qui aurait détruit la couche épithéliale des conduits.

Le traitement devra consister dans l'incision du canalicule, du côté de la conjonctive, suivie de l'excision de la production polypiforme. En outre, on aura soin de cautériser la surface d'implantation du polype, si l'on craint qu'il ne se reproduise. Ces cautérisations devront être simplement modificatrices et non destructives; dans ce dernier cas, il y aurait, en effet, à redouter l'oblitération définitive du conduit, résultat fâcheux dont E. Paul (1) a rapporté un exemple dans une récente observation.

Traumatismes et ulcérations des points et conduits lacrymaux. — Les lésions tant traumatiques que pathologiques de ces conduits sont assez fréquentes. Elles n'offrent généralement pas de gravité par elles-mêmes, mais bien par leurs conséquences.

Souvent, en effet, on voit apparaître consécutivement une *coarctation* ou une *oblitération* des conduits. Il en résulte un larmoiement habituel, lequel, du reste, varie beaucoup suivant les individus et suivant qu'il s'ajoute ou non une

(1) Paul, *Journal de Galezowski.* 1871.

phlegmasie de la conjonctive. — D'autres fois, les conduits, au lieu d'être oblitérés, se trouvent simplement *déviés* de leur direction normale, et se portent soit en dedans, soit en dehors, ce qui entraîne du larmoiement. — Enfin on voit parfois s'établir de véritables *fistules* canaliculaires, par suite de la cicatrisation des lèvres muqueuses de la perte de substance, et du passage incessant des larmes par l'orifice fistuleux. Ce résultat est surtout à craindre, lorsque la perte de substance a intéressé une large étendue du conduit.

En règle générale, le conduit inférieur se trouvant moins efficacement protégé par l'arcade sourcilière et la saillie du dos du nez, contre les violences extérieures, est plus souvent atteint par les traumatismes que le supérieur. Cela est d'autant plus fâcheux que, des deux conduits, l'inférieur constitue l'agent principal d'absorption des larmes.

Les causes varient d'ailleurs beaucoup. Tantôt il s'agit de brûlures, ce qui s'observe fréquemment; d'autres fois la perte de substance succède à une opération chirurgicale, pratiquée par le bistouri ou le caustique. Parmi les traumatismes proprement dits, ce sont les plaies contuses, les déchirures des paupières qui exposent le plus à ce genre de lésions. En fait de causes d'ordre pathologique on peut énumérer : les ulcérations cancroïdales et celles consécutives aux lupus, l'érysipèle et le phlegmon gangréneux, enfin les ulcérations qui succèdent à des pustules de variole. J.-L. Petit et après lui tous les auteurs ont insisté sur la fréquence de la coarctation et de l'oblitération des points lacrymaux qui surviennent à la suite de l'éruption variolique confluente.

Dans un cas cité par Mackenzie, l'oblitération du point

lacrymal fut suivie de la dilatation du conduit correspondant, et de la formation d'une tumeur ayant le volume d'un petit pois, d'où il s'écoula par la ponction un liquide trouble purulent.

Traitement. — En cas de plaie simple par instrument tranchant, l'immobilisation des paupières à l'aide du bandage compressif et la réunion des lèvres de la solution de continuité par des bandelettes agglutinatives constituent le meilleur mode de traitement. S'il y a perte de substance, l'application de points de suture deviendra nécessaire ; il faudra toutefois y joindre, soit immédiatement, soit plus tard, le cathétérisme du conduit. Souvent aussi il sera avantageux de pratiquer la section longitudinale du conduit lacrymal. Ici, comme pour les plaies simples, le bandage compressif constitue un moyen adjuvant excellent.

Fistules des conduits. — J.-L. Petit, dans un passage remarquable de son ouvrage intitulé : *De la Fistule lacrymale qui attaque le conduit lacrymal commun et les conduits ou canalicules lacrymaux, autrement dit la courte branche du siphon*, insiste beaucoup sur la tumeur et la fistule des conduits, qu'il décrit tout au long. Mais il est facile, en lisant attentivement ce qu'il en dit, de voir qu'il ne s'agit là réellement que de fistules du sac, à trajet très-oblique, compliquées de suppuration des conduits. Cela est si vrai que J.-L. Petit conseille, en pareil cas, de négliger le trajet fistuleux et de chercher simplement à désobstruer le canal nasal, moyen qu'il dit lui avoir toujours réussi pour guérir ce genre de fistules[1].

(1) J.-L. Petit, *Œuvres posthumes*, t. I, p. 343. 1774.

En parlant des traumatismes et autres pertes de substance, nous avons insisté déjà sur les fistules qui leur succèdent. Les exemples de ce genre ne sont pas rares. On en trouve de nombreux signalés dans Boyer, Jobert, etc. Talko (1) cite un cas où les deux conduits, aussi bien le supérieur que l'inférieur, étaient le siége de fistule. Lecomte (2) relate l'observation très-détaillée d'une fistule du conduit supérieur survenue à la suite d'une plaie contuse de la paupière; il ajoute que l'orifice de communication du conduit avec le sac se trouvait oblitéré. Ce chirurgien eut recours dans ce cas à un procédé fort ingénieux, et qui n'est autre, somme toute, que le procédé appliqué par Deguise au traitement de la fistule du canal de Sténon.

Le mode opératoire qu'adopta Lecomte avait pour but de substituer à la fistule cutanée une fistule conjonctivale. Pour atteindre ce résultat, il appliqua, à l'aide d'un fil métallique armé d'une aiguille à chaque bout, une anse occupant le fond de la perte de substance; puis il réunit, en les serrant, les deux bouts du fil dans le cul-de-sac conjonctival. L'anse métallique finit par couper la paroi interne du conduit, et il s'établit une fistule conjonctivale qui permit aux larmes de ne plus passer par l'orifice cutané. Ce dernier, n'ayant alors plus sa raison d'être, se cicatrisa rapidement. Ultérieurement, à l'aide du cathétérisme pratiqué par l'orifice muqueux de nouvelle formation, Lecomte parvint à rétablir la communication du conduit avec le sac, et guérit ainsi définitivement son malade.

(1) Talko, *Klin. Monatsblätter*, etc., p. 23. 1872.
(2) Lecomte, *Revue de Chir. et de Pharm. militaires*. 1868.

Cette conduite serait avantageusement imitée dans des cas analogues. Toutefois nous croyons qu'au lieu de se servir d'un fil métallique, dont le séjour dans le cul-de-sac conjonctival irrite nécessairement la muqueuse et expose à l'inflammation, il serait préférable d'inciser avec le bistouri la paroi interne du conduit. Il suffirait ensuite d'écarter fréquemment les lèvres de l'incision à l'aide d'un stylet pour éviter leur réaccolement.

Quant aux fistules de petite dimension, on essayera d'en obtenir l'oblitération par l'avivement oblique et l'application d'un point de suture, ou encore par des cautérisations répétées du trajet fistuleux.

Quel que soit le traitement appliqué à une fistule canaliculaire, on ne perdra pas de vue la possibilité d'une oblitération du conduit lacrymal; aussi devra-t-on pratiquer conjointement le cathétérisme de ce conduit, qu'on fera même avantageusement précéder de l'incision de sa paroi conjonctivale.

SIXIÈME LEÇON

SUITE DES AFFECTIONS DES CONDUITS LACRYMAUX

Rétrécissements accidentels et déviation des conduits ; leur traitement. — Oblitération des conduits.

Rétrécissements accidentels des points et conduits lacrymaux. — Ces rétrécissements peuvent survenir à l'occasion de toutes sortes de lésions, d'origine traumatique ou pathologique. Toutefois, ainsi que Bowman a eu le mérite de le signaler le premier, c'est surtout à la suite de leur *déviation* qu'on voit les points lacrymaux se rétrécir, au point de ne plus laisser passer le stylet le plus fin dans l'intérieur du conduit.

En s'écartant de leur direction normale, les points lacrymaux se portent tantôt, et le plus souvent, en dehors (éversion), d'autres fois en dedans (inversion).

Les causes les plus communes de l'*éversion* sont : la rétraction de la peau qui résulte de plaies, de brûlures, d'ulcérations ou de phlegmasies diverses (érysipèle, eczéma, blépharite ciliaire chronique, pustules de variole, etc.); le boursouflement inflammatoire ou œdémateux soit de la conjonctive, soit de la caroncule et du repli semi-lunaire; enfin le relâchement sénile ou paralytique du muscle orbiculaire, à la suite duquel la paupière inférieure se renverse plus ou moins en dehors.

Quant à l'*inversion*, elle est due à l'atrophie sénile du tissu cellulo-graisseux de l'orbite, ou bien encore à une rétraction de la conjonctive avec ramollissement des cartilages tarses et spasme du muscle orbiculaire, comme cela s'observe dans le cours de certaines ophthalmies granulaires ou phlycténulaires de longue durée.

Le rétrécissement du point et du conduit s'observe le plus communément à la paupière inférieure. Le larmoiement, qui en est la suite, est nécessairement en rapport avec le degré de la déviation et de la coarctation du conduit. Pour peu que les papilles lacrymales cessent d'être exactement appliquées contre le globe oculaire, on les voit s'affaisser, et leur orifice s'amoindrir graduellement au point de ne plus se laisser traverser par les stylets explorateurs les plus fins. En même temps, une nappe de larmes existe habituellement entre l'œil et la paupière inférieure éversée, et, si l'on engage le sujet à porter le regard vers le haut, on exagère la distance qui sépare cette paupière du globe. Dans le cas où le renversement en dehors du point lacrymal inférieur est peu prononcé, c'est seulement en faisant regarder l'individu en haut qu'on s'assure que l'application de la paupière a cessé d'être normale.

Traitement. — Divers moyens ont été proposés contre les rétrécissements des points et des conduits lacrymaux. H. Walton, dans le but de s'opposer à l'ectropion qui, la plupart du temps, constitue la véritable cause du rétrécisse-

(1) Walton, *British medical Journal*. 1857.

ment, a conseillé l'excision d'un petit lambeau de conjonctive. Il détermine ainsi la production d'une bride cicatricielle qui attire le point lacrymal en dedans. Browne (1), de son côté, a préconisé l'incision du canalicule, dont il respecte l'orifice, conformant sa conduite, sur ce dernier point, aux idées professées alors sur les fonctions absorbantes de la papille lacrymale. Aujourd'hui tous les chirurgiens suivent la méthode adoptée par Bowman (2). Elle consiste dans l'incision de toute la paroi interne du conduit, qui se trouve ainsi transformé en une simple gouttière.

Cette petite opération se pratique suivant divers procédés.

Bowman introduit une petite sonde cannelée dans le conduit qu'il sectionne à l'aide du bistouri. Il conseille, pour éviter le réaccolement des lèvres de l'incision, de déchirer dans les premiers jours les adhérences avec un stylet mousse.

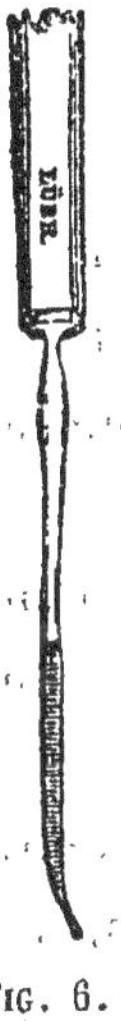

Weber a fait construire, pour cette opération, un petit bistouri terminé à sa pointe par un stylet boutonné qui lui sert de conducteur (fig. 6). A part la forme et les dimensions adaptées à la circonstance, c'est là l'ancien bistouri dit royal, qui servait autrefois à la section de la fistule à l'anus. L'instrument de Weber, d'un emploi très-commode, n'est cependant pas applicable à tous les cas. Le bouton terminal est assez volumineux pour que, dans certains rétrécissements du point lacrymal, on ne parvienne point à pénétrer dans le conduit. En outre, la longueur du stylet conducteur s'oppose à ce que la section soit poussée

Fig. 6.

(1) Browne, *On watery eye Dublin Journal of Med. Sc.* 1860.
(2) Bowman, *Medico-Chir. Transactions*. 1851-1853.

jusqu'à l'embouchure du canalicule dans le sac; ce n'est que par un certain artifice, qui consiste à relever le couteau perpendiculairement pour le faire avancer dans la direction du canal nasal, qu'on arrive à sectionner la portion terminale du conduit. A cet égard, le stricturotome ou mieux sténositome, imaginé par Giraud-Teulon, et qui ressemble en petit à certains uréthrotomes cachés, mérite la préférence (fig. 7). Il a particulièrement l'avantage, sur le couteau de Weber, de ne pas exiger de mouvement de bascule, lequel est toujours difficile à exécuter.

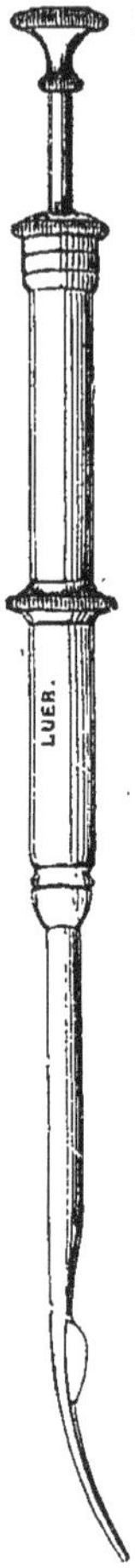

Quel que soit le procédé employé pour pratiquer la section, il est des cas encore assez fréquents où les lèvres de l'incision, laissées à elles-mêmes, ont une très-grande tendance au réaccolement. C'est pour s'opposer à cet inconvénient que Critchett (1) donne le conseil d'exciser la paroi conjonctivale du conduit. D'autres chirurgiens se bornent à instiller toutes les heures, pendant les premiers jours, quelques gouttes de glycérine entre le globe et la paupière. La pratique générale consiste à aller décoller, plusieurs jours de suite, les lèvres de l'incision à l'aide d'un stylet. Il faut avouer toutefois qu'il est des cas où, malgré toutes les précautions prises, le conduit a une tendance invincible à s'oblitérer de nouveau. Le chirurgien se trouve alors dans la nécessité d'en répéter la section un plus ou moins grand nombre de fois. Témoin de ces faits, nous nous sommes attaché à en rechercher la cause dans l'étendue de

LUER.

Fig. 7

(1) Critchett, *Hospital reports*. 1857-1859.

l'incision, dans sa situation plus ou moins rapprochée de la muqueuse ou de la peau, mais nous avouons ne pas l'avoir trouvée. L'explication de ce fait nous a été rendue d'autant plus difficile que nous avons pu constater, chez un individu d'ailleurs bien portant, que l'opération, pratiquée à droite et à gauche d'après le même procédé, a été loin de donner des deux côtés un résultat identique : l'un des deux conduits est resté béant, tandis que dans l'autre les lèvres de l'incision se sont réaccolées, bien que le cathétérisme fut également répété à droite et à gauche.

L'usage habituel qu'on fait maintenant du petit couteau de Weber nous engage à insister un instant sur le mode d'emploi de cet instrument.

On commence par tendre légèrement la paupière inférieure, en exerçant une traction sur la commissure externe; puis l'extrémité mousse de l'instrument, tenu verticalement, est introduite dans le point lacrymal à la profondeur de 1 à 2 millimètres au plus. On abaisse alors le manche jusqu'à l'horizontale. Le tranchant du couteau étant dirigé en haut et en arrière du côté de la conjonctive, on pousse l'instrument, qui franchit le conduit dans toute sa longueur et traverse la cavité du sac jusqu'à la rencontre de sa paroi interne, où il est arrêté par le plan résistant de l'unguis. Il suffit, à ce moment, de relever le manche du couteau pour achever la section de la paroi du conduit. En pratiquant ce mouvement de bascule, il faut s'attacher à ne pas trop appuyer contre la paroi nasale du sac, car on a à redouter la déchirure de la muqueuse et même la perforation de l'unguis. On aura soin de tremper préalablement l'instrument dans de l'huile, afin d'en faciliter l'introduction. En cas d'étroitesse considérable du point lacrymal, il sera utile de dilater celui-ci à l'avance avec un stylet fin, ou tout simplement avec l'extrémité d'une épingle légèrement dépointée.

Streatfeild (1), dans un cas d'absence apparente du point lacrymal inférieur, incisa le conduit supérieur, passa un stylet Bowman, fortément recourbé, jusque dans le sac, et de là dans le conduit inférieur, qu'il cathétérisa de dedans en dehors. Il put inciser de cette façon la paroi interne de ce conduit sur le stylet. Le malade avait été chloroformisé au préalable, ce qui paraît être un élément essentiel du succès, attendu que dans une seconde tentative, faite sans chloroforme, Streatfeild échoua. Il réussit du reste une troisième fois, en employant de nouveau le chloroforme. Il est permis de conclure, d'après cela, que l'obstacle apporté à ce mode de cathétérisme rétrograde est dû à la contraction de l'orbiculaire. Nous pensons toutefois que cette manœuvre ne doit avoir chance de réussir que lorsque les deux conduits s'ouvrent dans le sac par une embouchure commune.

Une autre méthode de traitement consiste dans la dilatation simple du conduit rétréci. Cette méthode n'est guère applicable qu'à la coarctation non compliquée de l'éversion du point lacrymal. Anel, en 1716, employa le premier ce traitement, en introduisant dans le conduit le petit stylet qui porte son nom.

Jean-Louis Petit (1) modifia le procédé d'Anel en plaçant *à demeure* dans le conduit un fil fin de plomb, d'argent ou d'or. En Angleterre on avait préconisé ces dernières

(1) Streatfeild, *Ophthalmic Hospital reports*. 1859-1860.

(2) J.-L. Petit, *Œuvres posthumes*, t. I. 1774.—Id., Académie des Sciences : trois Mémoires sur les Voies lacrymales. 1733.

années l'emploi de tiges de laminaria du volume du stylet Bowman n° 1 ; mais on a dû abandonner cette substance, ainsi que les cordes à boyau, à cause de la douleur et de l'inflammation qu'elles provoquent.

Bowman a fait fabriquer un instrument dilatateur, qui peut au besoin sectionner la coarctation, et qui rappelle par sa disposition l'uréthrotome caché de frère Côme. L'instrument de M. Alph. Desmarres (1) ne diffère pas essentiellement de celui de Bowman.

En règle générale, l'incision du conduit constitue, dans l'état actuel de la science, le moyen le plus simple et le plus expéditif à employer contre la coarctation. La dilatation devra être réservée comme complément de l'incision, dans les cas exceptionnels où il y a tendance invincible à la reproduction du rétrécissement.

Occlusion accidentelle des points et conduits lacrymaux. — Cette occlusion est partielle ou totale.

Les moyens qu'on a proposés contre l'occlusion *partielle* ont varié suivant le siége de celle-ci sur le trajet du conduit. J.-L. Petit donnait le conseil de forcer le passage à l'aide du stylet d'Anel, lorsque l'occlusion est située près du sac, puis de placer un fil métallique à demeure. Bowman, dans le même cas, se sert d'une espèce de lancette à canule, qu'il introduit dans le conduit comme un simple stylet, et, une fois arrivé à l'endroit obstrué, il pousse la pointe lancéolaire jusque dans le sac. A l'aide du cathétérisme, on empêche ensuite l'oblitération de la nouvelle voie.

Lorsque l'occlusion occupe la portion externe du conduit

(1) Desmarres, *Gazette des Hôpitaux*. 1866.

ou l'orifice, Jungken a proposé, en 1832, d'exciser avec les ciseaux la portion oblitérée, puis de dilater progressivement, à l'aide d'une soie de cochon, d'une bougie, d'une corde à boyau. Un fil de plomb, qu'on laisse en place de sept à huit semaines, sert à maintenir la dilatation obtenue. D'une façon générale, une incision oblique offrirait ici plus d'avantages qu'une section perpendiculaire, attendu que dans ce dernier cas la moindre traction exercée sur le bord de la paupière empêcherait de retrouver l'orifice artificiel du conduit.

Bowman veut qu'on respecte la portion oblitérée du conduit et qu'on s'attaque à celle qui reste encore perméable. Il emploie, dans ce but, deux procédés différents : dans le premier, il pratique une incision verticale en dedans de l'obstruction, cherche la lumière du conduit, y introduit sa petite sonde cannelée jusque dans le sac, puis incise sur celle-ci, à l'aide du bistouri, la paroi interne du canalicule. En cas d'insuccès, c'est-à-dire lorsque toutes les recherches pour découvrir l'ancien conduit restent infructueuses, Bowman ouvre la paroi antérieure du sac au-dessous du tendon de l'orbiculaire, et cherche à pratiquer le cathétérisme rétrograde du conduit lacrymal; il pousse la petite sonde jusqu'à l'oblitération, puis fend le conduit sur le cathéter. Nous pensons que ce dernier procédé doit souvent échouer, vu qu'il n'est pas toujours aisé de trouver l'orifice du conduit dans le sac, et d'en pratiquer le cathétérisme rétrograde.

Telles sont les méthodes de traitement applicables à l'oblitération partielle des conduits lacrymaux.

Lorsque cette oblitération est *totale*, c'est-à-dire qu'elle occupe toute la longueur du conduit, le chirurgien devra agir autrement.

J.-L. Petit, qui avait signalé l'occlusion totale, la considérait comme incurable. Antoine Petit et Léveillé voulaient au contraire qu'on fît une ouverture du sac par excision, du côté de la conjonctive, entre la caroncule lacrymale et la paupière inférieure. Pour empêcher ensuite le réaccolement du trajet fistuleux destiné à conduire les larmes dans le sac, ils plaçaient un fil métallique à demeure dans l'ouverture artificielle. On retrouve là le procédé opératoire dont s'est servi Pouteau contre la tumeur lacrymale. Malheureusement cette tentative ingénieuse a échoué, l'orifice de nouvelle formation n'ayant pas tardé à s'oblitérer.

On a proposé également, dans ce cas, l'oblitération du sac; mais, à moins qu'il n'y ait conjointement tumeur et fistule lacrymales, cette méthode de traitement ne répond plus à aucune indication précise, et doit dès lors être écartée.

Un larmoiement très-incommode étant parfois la conséquence de l'oblitération des conduits lacrymaux, on conçoit qu'on ait eu l'idée de s'adresser en pareil cas à la source des larmes, qu'on a cherché à tarir. C'est pour remplir cette indication que Bernard (1), le premier, et après lui Dickson (2), proposèrent l'extirpation de la glande lacrymale. Mais nous ferons remarquer que c'est là une opération sérieuse pouvant entraîner après elle une suppuration phlegmoneuse du tissu cellulaire de l'orbite; ensuite elle manque presque toujours son but, à cause de l'impossibilité où se trouve le

(1) Bernard, *Annales d'Oculistique*. 1843.
(2) Dickson, *The Lancet*. 1853.

chirurgien d'extirper la portion palpébrale de la glande. Cette opération est d'autant moins justifiée, que le larmoiement qu'entraîne l'oblitération simple des conduits lacrymaux, sans dacryocystite concomitante se réduit généralement à très-peu de chose et ne se montre que d'une façon intermittente.

En résumé, en présence d'une oblitération complète du conduit, il faut, ou bien ne rien faire, imitant en cela la sage réserve de J.-L. Petit; ou, si l'on se décide à intervenir, pratiquer l'opération de A. Petit et de Léveillé, en se gardant de toujours compter sur un résultat final favorable.

SEPTIÈME LEÇON

AFFECTIONS DU SAC LACRYMAL ET DU CANAL NASAL

Anomalies congénitales. — Dacryolithes. — Polypes. — Lésions traumatiques. — Inflammation ou Dacryocystite. — Historique : Ægilops et Anchylops ; Traitement préconisé par les anciens; Période moderne : Anel, J.-L Petit, etc.

Anomalies congénitales. — L'absence du sac lacrymal et du canal nasal s'observe le plus souvent en même temps que d'autres anomalies de l'appareil lacrymal. C'est ainsi qu'on voit l'anopsie et l'ankyloblépharon accompagner l'absence du sac. Béger cite toutefois un cas où le sac seul manquait, alors que les points et les conduits étaient développés normalement.

On a signalé également des *imperforations* et des *rétrécissements congénitaux du canal nasal.* Ces vices de conformation se montrent, d'ordinaire, en même temps qu'une tumeur lacrymale congénitale; aussi nous nous réservons d'en parler à propos de cette dernière affection.

La *dilatation atrophique du canal nasal* a été observée un certain nombre de fois. Cette largeur anormale a été décrite et figurée par Osborne, qui a trouvé, ainsi que Fisher, des dilatations sacciformes à la partie supérieure du canal nasal. Rau, de son côté, a signalé le premier la possibilité qu'ont certains individus de faire passer de l'air dans le sac lacrymal chaque fois qu'ils viennent à expirer avec force, en ayant les narines et la bouche closes. Il ajoute que sous l'influence d'une pression exercée sur le sac, l'air parvient à sortir par les points lacrymaux sous la forme de bulles. Cette ampleur excessive du canal lacrymo-nasal n'apporte habituellement aucun obstacle à l'excrétion normale des larmes et à leur écoulement dans le nez. C'est là un fait qui vient à l'appui de ceux que nous avons cités, à propos de la physiologie, pour combattre les théories qui assimilent le fonctionnement des voies lacrymales à celui d'une pompe aspirante ou d'un siphon.

Dacryolithes. — Nous avons déjà parlé des dacryolithes ou pierres lacrymales, en décrivant les lésions des points et conduits lacrymaux. Des exemples de calculs siégeant dans le sac ont été signalés par divers auteurs, tels que Travers, Syme, Critchett, Hayns-Walton, Tuberville, Benjamin Bell, de Graefe et surtout Desmarres père (1), qui en fit le sujet d'un travail important, inséré dans les Annales d'oculistique.

L'aspect calcaire de ces concrétions leur donne une certaine ressemblance avec les calculs des canaux salivaires. Leur volume est variable ainsi que leur nombre. Krimmer a extrait du sac un calcul du volume d'un pois; Benj. Bell (2) affirme qu'un médecin de campagne aurait retiré de la même cavité une concrétion offrant un pouce et demi de longueur; inutile d'ajouter que cette assertion nous paraît sujette à caution. Tuberville parle d'un individu, atteint de tumeur lacrymale suppurée avec fistule, et chez lequel trente calculs,

(1) Desmarres, *Annales d'oculistique*, t. VII, VIII et IX.
(2) Benj. Bell, *Edinburgh medical Journal*, 1868.

gros comme des perles, sont sortis successivement par l'orifice fistuleux. De Graefe (*Arch. für Ophthalmologie*), ayant incisé, chez un homme de quarante ans, le sac atteint de dacryocystite suppurée, en fit sortir une substance pâteuse, contenant de nombreux cristaux de cholestérine, des globules graisseux, et des noyaux colorés en rouge-orange sombre, provenant sans doute d'un ancien épanchement de sang dans le sac.

D'après l'analyse de Bouchardat, les calculs lacrymaux, généralement friables, contiennent une grande quantité de matière organique, 43 pour 100 (probablement du mucus). Ils sont en outre constitués par des sels calcaires (carbonates et phosphates de chaux), 48 pour 100, et des sels magnésiens, 9 pour 100.

Les *symptômes* qui caractérisent cette affection sont ceux de l'inflammation suppurative du sac. Comme les parois de celui-ci sont alors épaissies et souvent fongueuses, on rencontre de réelles difficultés pour poser le diagnostic. La présence de calculs devra donc être soupçonnée, lorsqu'avec un état de suppuration du sac on constatera une dureté considérable, quelquefois irrégulière, des parois; mais le cathétérisme seul permettra d'arriver au diagnostic exact de la maladie. Le stylet explorateur sera introduit soit par les conduits lacrymaux, soit à travers une fistule existante.

Le *traitement* consiste à pratiquer une incision sur la paroi antérieure du sac; par cette ouverture on débarrasse la cavité des calculs qui la remplissent. On observe ensuite la conduite que nous conseillerons de suivre à l'égard de la dacryocystite chronique suppurée.

Polypes du sac. — Janin rapporte une observation de

polype du sac. Walther cite le cas d'une femme de trente-deux ans atteinte, depuis trois ans et demi, d'une tumeur lacrymale qui ne s'affaissait qu'incomplétement par la pression. A l'incision de la tumeur, il trouva plusieurs polypes pédiculés, appendus à la muqueuse, et il constata une oblitération du canal nasal qu'il traita par la dilatation à l'aide de mèches graissées. De Graefe, à son tour, rapporte deux exemples de polypes du sac : le premier, chez une jeune fille de dix ans, affectée d'une blennorrhée du sac avec tumeur que la pression ne pouvait affaisser complétement. L'incision de cette tumeur fit découvrir et permit d'extraire un polype muqueux du volume d'une noisette. Il existait également un rétrécissement très-prononcé de la partie inférieure du canal nasal. Le second cas concerne un homme de vingt-quatre ans, qui portait une double tumeur lacrymale. Après incision préalable, de Graefe constata que le sac du côté droit contenait un polype muqueux du volume de deux pois, en même temps que l'extrémité inférieure du canal nasal était le siége d'une oblitération.

Le *diagnostic* des polypes du sac est en partie fondé sur ce fait, qu'après avoir pressé sur la tumeur pour la vider, on y sent quelque chose de résistant, qui empêche l'affaissement complet de la poche. Ce n'est là, toutefois, qu'une présomption, fort souvent sujette à erreur. C'est ainsi que dans le cas de dacryocystite chronique, avec épaississement fongueux du sac, les parois indurées et peu dépressibles de la tumeur peuvent en imposer pour un polype. De même encore, on a vu un kyste, juxtaposé aux parois du sac, faire croire à l'existence d'un polype, par la sensation de résistance qu'il donnait après l'évacuation du contenu du sac. Des exemples de ce genre d'erreur ont été signalés par Rodriguez, Deval, Desmarres, etc.

On emploiera le meilleur mode de *traitement* en excisant le polype et en cautérisant son point d'implantation, à l'exemple de de Graefe. Comme il coexiste habituellement un rétrécissement ou une oblitération du canal nasal, il faut s'attacher, par les moyens qui seront indiqués plus tard, à rétablir la perméabilité de ce canal.

Lésions traumatiques du sac lacrymal et du canal nasal. —Le *sac*, protégé qu'il est par le rebord orbitaire et la saillie du nez, n'est que rarement le siége de lésions traumatiques. Celles-ci reconnaissent presque toutes pour causes la projection de corps pointus ou plus ou moins anguleux. Mackenzie rapporte un cas de blessure du sac, produite chez une femme par l'extrémité aiguë d'une navette lancée par la vapeur. La même chose s'observe à l'égard des projectiles d'armes à feu, qui, grâce à leur petit volume ou aux éclats qu'ils produisent, atteignent assez souvent la région du sac.

Mackenzie admet la possibilité de la rupture des parois fibreuses du sac, avec conservation de la peau, ainsi que Taylor en cite un exemple (1). Le signe pathognomonique de cette lésion serait, d'après Mackenzie, un emphysème sous-cutané, qui s'exagère chaque fois que l'individu veut se moucher. Nous pensons toutefois qu'en pareil cas on doit songer bien plus à une fracture des os (ethmoïde, unguis, sinus maxillaire), qu'à une simple déchirure des parois fibreuses du sac.

Le traitement doit varier, suivant qu'il s'agit d'une plaie

(1) Taylor, *Ophthalmic Review*, 1867.

nette ou d'une plaie contuse et déchirée. Dans le premier cas, et en particulier lorsque le tendon de l'orbiculaire est divisé, on doit pratiquer la suture des deux lèvres de la solution de continuité. En cas de plaie contuse largement déchirée, il faudrait s'attacher à éloigner et à combattre l'inflammation suppurative et gangréneuse par les moyens appropriés. On préviendra ainsi la formation d'une fistule permanente, ou, ce qui est plus grave encore, d'un ectropion qu'il serait très-difficile de guérir.

Le *canal nasal*, creusé dans l'épaisseur des os de la face, et tapissé d'une fibro-muqueuse, peut être le siége de fracture des os, ou bien de déchirure de la muqueuse. Ainsi, les fractures de l'os maxillaire supérieur peuvent s'étendre jusqu'au canal nasal, soit sous la forme de simples fentes, soit en déterminant la production d'esquilles. On connaît des exemples nombreux de ce genre d'accidents, et l'on trouvera dans le *Journal d'ophthalmologie* de Galezowski (année 1872, p. 82) trois observations intéressantes.

Les accidents *immédiats* de la fracture du canal nasal sont : une *hémorrhagie* avec ecchymose des parties voisines, le sang se portant habituellement du côté du nez, plus rarement du côté du sac, qu'il remplit parfois au point de le distendre; un *emphysème*, ayant pour siége principal la paupière inférieure, et qui survient lorsque la fracture siége du côté des fosses nasales ou sur la paroi interne du sinus maxillaire. Une crépitation gazeuse, indice du déplacement d'air dans les mailles du tissu cellulaire, ou même encore le son tympanique qu'on perçoit en percutant avec légèreté, serviront à démontrer, en pareil cas, l'existence de l'emphysème. Lorsqu'il y a détachement d'esquilles, celles-ci peuvent faire saillie dans l'intérieur du canal, et l'oblitérer plus ou moins complétement.

Quant aux accidents *consécutifs* de cette fracture, ils dépendent de l'oblitération du conduit par la formation du cal. On observe alors assez souvent des tumeurs lacrymales, avec ou sans fistules, qui sont difficiles à guérir sinon incurables. C'est pour obvier à ces inconvénients qu'on a proposé de faire intervenir, dans le traitement des fractures du canal nasal, l'emploi du cathétérisme préventif, conseillé par Rognetta et quelques autres chirurgiens.

Il est des cas où, par suite de la disposition de la fracture, ce précepte n'est pas applicable. Lorsque la chose est possible, il faut encore éviter de laisser un cathéter à demeure, attendu qu'on a signalé des faits où la présence de celui-ci a provoqué des accidents phlegmoneux et suppuratifs graves. L'extraction des esquilles, lorsqu'on peut la pratiquer sans danger, et le cathétérisme temporaire, combiné avec les injections faites par les voies supérieures, constituent, croyons-nous, le meilleur mode de traitement.

Les lésions de la muqueuse du canal nasal sont infiniment plus communes que les fractures de ce conduit, et dépendent fort souvent de l'introduction maladroite d'instruments divers dans un but thérapeutique.

Les conséquences d'un pareil traumatisme sont : un *saignement* parfois abondant du côté du nez, symptomatique du décollement et de la déchirure de la muqueuse; en outre, les os se trouvant dénudés, on a à redouter le développement ultérieur d'une *ostéo-périostite*, avec production de brides ou de coarctations cicatricielles contre lesquelles on emploiera vainement la plupart des moyens de traitement.

Il y a, à cet égard, une différence très-notable à établir entre les sections nettes pratiquées suivant la longueur du canal, comme dans l'opération dite de Stilling, et les plaies ou les déchirures transversales. A ces dernières succèdent habituellement des rétrécissements très-étroits, à forme annulaire, et qui ne se dilatent que difficilement, tandis que les sections longitudinales laissent à peine des traces. On sait qu'il en est ainsi pour l'urèthre, et en général pour tous les canaux muqueux. On ne saurait donc apporter trop d'attention et d'habileté dans le cathétérisme du canal nasal, afin d'éviter de semblables accidents, qui sont devenus heureusement plus rares depuis qu'on a abandonné le cathétérisme rétrograde par la méthode dite de Laforest ou de Gensoul.

Inflammation du sac lacrymal et du canal nasal. — Tumeur et fistule lacrymales. — L'inflammation du canal lacrymo-nasal peut être distinguée, d'après sa marche, en *aiguë* et en *chronique*.

Dans l'un et l'autre cas, on peut avoir affaire à une tuméfaction variable, dans la région du sac, compliquée ou non de fistule cutanée. Aussi désigne-t-on habituellement cette inflammation sous le nom de *tumeur* et de *fistule lacrymales*.

La dénomination de *dacryocystite*, d'un usage plus récent, est appliquée également à cette affection.

Avant d'aborder l'étude des diverses inflammations du sac, nous allons rappeler en quelques mots les phases diverses par lesquelles a passé l'histoire de la tumeur et de la fistule lacrymales.

Historique. — Les anciens, ainsi que nous l'avons dit à propos de l'anatomie, ignoraient l'existence des voies d'excrétion des larmes; aussi, décrivaient-ils les maladies du sac parmi celles qui ont pour siége le grand angle de l'œil ou canthus (κανθὸς). Ils distinguaient d'ailleurs, dans la région qui nous occupe, deux affections différentes, désignées sous le nom d'*anchylops* et d'*ægilops*. C'est surtout cette dernière dénomination qui s'appliquait à la tumeur et à la fistule lacrymales.

Sous le nom d'anchylops, Aétius entend l'athérome du grand angle de l'œil, et il propose de lui appliquer le traitement de l'athérome en général, à savoir : l'incision de la tumeur, suivie de l'excision du fond du sac, et de la cautérisation de la plaie au fer rouge. Malheureusement, sous le nom d'athérome, les anciens n'ont pas toujours décrit ou compris la même chose. Tantôt il s'agit de la collection d'une matière plus ou moins pâteuse, dite par eux mélicérique; d'autres fois, ainsi que cela ressort de la lecture d'un passage d'Oribaze (1), il s'agit de tumeurs à contenu muqueux, ayant leur siége de prédilection au voisinage des articulations, et donnant lieu à de la crépitation lorsqu'on les comprime : à ces caractères on reconnaît bien les kystes synoviaux. Dès lors, on ne saurait dire aujourd'hui à quelle affection du sac se rapporte exactement la dénomination d'anchylops. Si l'on s'en tient à la définition donnée par Oribaze, il est possible que les anciens aient voulu entendre par anchylops la blennorrhée du sac ou le mucocèle.

Toujours est-il qu'ils réservaient le nom d'ægilops à l'abcès, accompagné ou non de fongosités et de fistule, qu'ils faisaient hypothétiquement dériver d'une altération carieuse de l'unguis. Ici encore, le mot abcès (ἀπόστημα) doit

(1) Oribaze, traduction française par Daremberg, t. IV, p. 7 et 11.

être pris dans le sens le plus large, tel qu'il est compris par Galien et Oribaze (*loc. cit.*, p. 2), c'est-à-dire dans le sens de collection anormale, quelle qu'en soit la nature (pus, mucus, sang, masse solide), interposée au milieu des tissus, dont elle détruit la continuité.

Malgré des idées aussi vagues, et à beaucoup d'égards inexactes, le traitement qu'ils savaient opposer à la tumeur et à la fistule lacrymales ne laissait pas que d'être efficace. Comme nous le dirons plus tard, bien des points de leur pratique, sanctionnés par l'expérience, ont été admis depuis, et méritent d'être conservés de nos jours.

Paul d'Égine préconisait d'inciser la tumeur en travers, et d'attaquer les chairs fongueuses avec des topiques dessicatifs.

Archigène suivait la même pratique, sauf qu'il employait des caustiques plus forts à base de cuivre ; en outre, il parle de chirurgiens de son temps qui se servaient, pour cautériser le sac, de plomb fondu.

Dans les cas invétérés, Aétius, Galien, Celse et Paul d'Égine proposent l'excision du sac, suivie d'une cautérisation au fer rouge, qui doit aller jusqu'à l'os. Aétius décrit l'opération en détail : il veut que l'on pratique l'excision en triangle, la pointe du triangle étant tournée vers la commissure. Après avoir protégé l'œil avec une éponge humide, il porte le cautère incandescent jusqu'à l'os. Ce chirurgien insiste sur la nécessité qu'il y a de comprendre, dans la cautérisation, un petit pertuis situé vers le haut, lequel déverse un liquide semblable aux larmes, sans quoi, dit-il, on s'expose à échouer. C'est évidemment de l'orifice commun des conduits lacrymaux qu'il veut parler, et dont la perméabilité, en laissant arriver les larmes dans le sac, deviendrait un obstacle à l'oblitération chirurgicale de ce dernier. Comme à la suite d'une si forte cautérisation le gonflement inflammatoire des parties était à craindre, Aétius recommande l'application de cataplasmes résolutifs, composés de farine de lentilles et de miel.

L'emploi de la cautérisation au fer rouge constituait, on le voit, la base du traitement de la tumeur lacrymale chez les anciens, et les petits cautères spéciaux qu'ils affectaient à cet usage, portaient le nom de cautères à ægilops. Leur forme était plus ou moins conique ou olivaire, ce qui est indiqué par le nom πυρινοειδεῖ (nucléiforme) qui leur a été donné par Paul d'Égine.

A côté de la cautérisation, et comme méthode probablement exceptionnelle, ils pratiquaient la trépanation de l'unguis. C'est ce qui ressort d'un passage de Galien, qui fait simplement mention de cette opération comme étant employée par quelques chirurgiens de son temps, à la place de la cautérisation.

La période, qu'on pourrait appeler moderne, du traitement de la tumeur et de la fistule lacrymales, a succédé naturellement à la découverte des voies d'excrétion des larmes par André Vésale et Fallope, et elle commence avec Anel, Maître Jean et surtout J.-L. Petit. Le but que voulaient atteindre les nouvelles méthodes, était non plus de modifier ou de détruire les voies lacrymales, devenues le siége d'inflammation, de suppuration ou de fistule, mais au contraire d'en rétablir la perméabilité. Ce traitement moderne est, comme on le voit, essentiellement mécanique, et ses partisans élèvent la prétention, justifiée jusqu'à un certain point, de conformer leur thérapeutique aux données de l'anatomie et de la physiologie normales. Nous aurons à en parler longuement par la suite, et nous discuterons alors s'il en est résulté ou non un progrès réel pour le traitement de la tumeur et de la fistule lacrymales.

Nous allons passer successivement en revue les deux formes d'inflammation du sac généralement admises, que nous désignerons sous le nom de dacryocystite *aiguë* et de dacryocystite *chronique*.

HUITIÈME LEÇON

DACRYOCYSTITE AIGUE

Synonymie. — Causes. — Symptômes et Marche. — Diagnostic. — Pronostic. Traitement.

Bien que l'inflammation aiguë du sac soit rarement primitive, et qu'elle succède le plus souvent à un état chronique habituel, l'usage a prévalu de la décrire à part. Cette affection a reçu également les noms de *dacryocystite phlegmoneuse*, *phlegmon du sac lacrymal*, *tumeur lacrymale enflammée*, dénominations qui, toutes, ont pour but de faire ressortir le caractère d'acuité de la maladie.

Les *causes*, qui peuvent faire passer l'inflammation de l'état chronique à l'état aigu, sont : les traumatismes, le refroidissement, un cathétérisme des voies lacrymales pratiqué sans ménagements, ou encore le séjour dans les mêmes voies d'un stylet ou d'autres agents dilatateurs, placés à demeure. Une inflammation de voisinage ayant pour siége la conjonctive ou la pituitaire, peut donner lieu, par propagation, à la dacryocystite phlegmoneuse. Exceptionnellement, cette affection se développe d'emblée dans les voies d'excrétion des larmes restées saines jusque-là. Encore n'est-ce que dans le cours de certaines fièvres éruptives graves, et en particulier de la scarlatine (Critchett), qu'on a signalé ce genre de début.

Symptomatologie. — Tout d'abord les symptômes inflammatoires peuvent être peu apparents, mais bientôt ils acquièrent leur summum d'intensité, et l'on voit se dessiner, à la région du sac, une tuméfaction phlegmoneuse avec rougeur de plus en plus vive des téguments. La tuméfaction reste, d'ailleurs, rarement limitée au sac, et elle gagne bientôt les parties voisines, à savoir : la paupière inférieure, la joue jusqu'à la partie correspondante de la racine du nez. Ce manque de délimitation exacte fait qu'on pourrait prendre la maladie, au début, pour un érysipèle commençant, ou encore pour une ostéo-périostite aiguë, ayant pour siége l'apophyse montante du maxillaire supérieur. Un peu plus tard on voit la tuméfaction, à l'endroit qui correspond à la portion inférieure ou sous-tendineuse du sac, devenir de plus en plus saillante, en même temps qu'il est permis de reconnaître de la fluctuation. La pression exercée à l'aide du doigt laisse sur les tissus gonflés une empreinte persistante, indice de l'infiltration séro-fibrineuse ou séro-purulente du tissu cellulaire sous-cutané; en même temps le malade accuse une vive douleur. Outre cette douleur provoquée, il en existe de spontanées qui donnent au malade la sensation de brûlure. L'œdème, envahissant les paupières, les tient plus ou moins fermées, et l'inflammation, qui a gagné la conjonctive voisine, provoque un larmoiement par suractivité sécrétoire réflexe de la glande lacrymale. Ce larmoiement est d'autant plus abondant que les larmes trouvent, dans le phlegmon du sac, un obstacle plus marqué à leurs cours normal. Un certain degré de blépharite coexiste habituellement, et les paupières ne tardent pas à se coller entre elles, à cause des croûtes que produisent, d'un côté, la sécrétion exagérée des glandes de Meibomius, de l'autre, la sécrétion muco-purulente du cul-de-sac conjonctival.

Lorsque la maladie, au lieu de rétrograder, suit son cours ascendant, la suppuration, d'abord limitée à la région du sac, envahit le tissu cellulaire sous-musculaire et sous-cutané, décolle et amincit de plus en plus les téguments, jusqu'à ce que le pus s'écoule au dehors par un ou plusieurs trajets fistuleux. Ces derniers sont tantôt directs, tantôt plus ou moins sinueux. Arrivée à ce degré, la maladie peut rétrograder encore, et il n'est pas rare de voir le trajet fistuleux se cicatriser spontanément, après un écoulement de pus qui n'a duré que quelques jours. Dans les cas les plus graves, lorsque le mal a déjà récidivé plusieurs fois, on voit le trajet fistuleux persister et des fongosités s'élever du fond de la plaie. Si l'orifice de communication du sac avec l'extérieur est direct et suffisamment large, on peut y introduire un stylet et sentir parfois que l'unguis, ou toute autre partie de la gouttière osseuse lacrymo-nasale se trouve mise à nu par la suppuration. C'est sans doute des cas de ce genre qui ont conduit les anciens à admettre l'origine ostéitique de la tumeur avec fistule lacrymale.

Le mode de propagation vers l'extérieur de l'inflammation suppurative du sac, mérite de nous arrêter quelques instants. En effet, nous retrouvons ici, dans la production des abcès, une analogie complète avec ce qui se passe pour les autres canaux muqueux, et en particulier pour l'urèthre.

Tantôt, et c'est le cas le plus fréquent, sous l'influence d'une vive inflammation, un point de la paroi antérieure du sac est détruit. C'est généralement au-dessous du tendon direct de l'orbiculaire que la perforation se produit, et le pus envahit le tissu conjonctif sous-musculaire d'abord, le tissu cellulaire sous-cutané ensuite, et enfin la peau. Comme le plan musculaire formé par l'orbiculaire résiste plus longtemps au travail morbide, la suppuration, au lieu de se diriger directement en avant, se porte souvent en bas, de sorte qu'elle suit un trajet parfois très-oblique avant de perforer la peau.

Un autre mode de propagation des abcès consiste dans la formation d'une collection sous-cutanée qui, primitivement isolée, finit par communiquer avec la cavité du sac, en procédant de l'extérieur vers l'intérieur; c'est là ce que l'on appelle des abcès circonvoisins, lesquels, s'ils sont ouverts de bonne heure, peuvent ne pas aboutir à la production de fistules lacrymales.

C'est par ces deux procédés différents que la suppuration peut venir gagner la peau.

On a parlé également de la possibilité pour le pus de se frayer un passage du sac vers le nez, soit à travers une perforation de l'unguis, soit en suivant le canal nasal dont il décollerait la couche fibro-muqueuse. Mais, il faut l'avouer, ce sont là des faits qui attendent encore leur démonstration anatomo-pathologique directe, et qui, fussent-ils vérifiés, n'en constitueraient pas moins l'exception.

Reste à examiner les cas dans lesquels le pus s'échappe au dehors à travers les points et les conduits lacrymaux. La clinique nous enseigne que ce fait est rare, et cela se conçoit, si l'on réfléchit que le sac fortement distendu a perdu de sa tonicité, que les conduits en question s'ouvrent à la partie la plus élevée de la poche, et qu'en outre leur embouchure commune se trouve fermée par la petite valvule de Huschke, poussée de bas en haut par la pression du liquide. Ajoutons que la muqueuse des conduits, enflammée et boursouflée, oppose un nouvel obstacle au reflux du liquide par les points lacrymaux. C'est, sans doute, grâce à un gonflement inflammatoire analogue de la muqueuse du canal nasal, que la collection purulente du sac ne peut habituellement, même à l'aide d'une pression extérieure assez forte, se frayer un passage du côté du nez.

Il est rare que des troubles généraux, tels que frisson, fièvre, céphalalgie, inappétence, s'allient à l'inflammation aiguë du sac. Toutefois, nous avons noté assez souvent un certain état saburral des voies digestives, qui ne cède qu'à l'emploi de la médication évacuante.

Diagnostic. — D'une façon générale le diagnostic de la dacryocystite aiguë n'offre pas de grandes difficultés. Cependant au début, lorsque le gonflement est considérable et la rougeur des téguments très-vive, on pourrait prendre l'inflammation du sac pour un érysipèle commençant. On sait que l'érysipèle reste rarement limité en ce point et que le plus souvent il envahit le côté opposé, pour constituer ce que Trousseau appelait l'érysipèle en lunettes. En outre, la plaque érysipélateuse est habituellement délimitée par une sorte d'ourlet marginal, et les ganglions lymphatiques préauriculaire, facial et sous-maxillaires ne tardent pas à être pris. Si l'on ajoute que la réaction fébrile est toujours plus vive en cas d'érysipèle, on arrivera aisément à différencier celui-ci de la dacryocystite phlegmoneuse.

L'ostéo-périostite aiguë, outre cette considération qu'elle

constitue une affection relativement rare, sera facile à distinguer par sa marche généralement plus lente, et en ce qu'elle est presque toujours sous la dépendance de la scrofule, rarement de la syphilis tardive.

Un signe différentiel d'une grande valeur, qu'il sera nécessaire de toujours rechercher, réside dans la possibilité de faire refluer, à l'aide d'une pression convenable, un liquide muco-purulent à travers les conduits et les points lacrymaux. Dans ce cas, nulle hésitation n'est permise sur l'existence certaine d'une dacryocystite phlegmoneuse. Toutefois, ce signe peut faire défaut, et cela pour plusieurs raisons. D'abord, nous l'avons dit déjà, il arrive que les conduits, obstrués par le gonflement de la muqueuse et déviés de leur direction normale, ne permettent plus au liquide du sac de refluer à l'extérieur. En second lieu, la région étant très-douloureuse, une pression suffisante ne peut pas toujours y être exercée. Enfin, il faut que le chirurgien appuie, à l'aide du doigt, exactement sur la partie inférieure du sac, sans quoi le liquide aura de la tendance à se porter du côté du nez. Maintes fois nous avons vu des élèves, ignorant sans doute ce détail, échouer dans leurs recherches, alors qu'une pression faite par une main exercée de bas en haut, sous le tendon de l'orbiculaire, faisait refluer le liquide du sac à travers l'un ou l'autre des points lacrymaux.

En cas de doute, on pourrait s'éclairer par des injections poussées dans le sac à travers les conduits lacrymaux; si le liquide parvient jusque dans la narine, on est en droit de conclure que la maladie siége en dehors des voies lacrymales. Cependant, de ce que le liquide ne peut traverser le canal lacrymo-nasal, il ne faudrait pas inférer qu'il existe nécessairement une dacryocystite; car il suffirait que le sac fût aplati par une tumeur du voisinage pour que l'injection ne parvînt pas jusque dans les fosses nasales.

En tout état de choses, les commémoratifs sont ici d'une grande importance, en nous enseignant qu'antérieurement au développement du phlegmon lacrymal, il existait soit du larmoiement, soit même une blennorrhée avec tuméfaction du sac. On se rappelle, en effet, ce que nous avons dit en commençant cette leçon, que la dacryocystite phlegmoneuse, rarement primitive, succède presque toujours à une dacryocystite chronique.

Les auteurs parlent du diagnostic différentiel à établir entre la dacryocystite suppurée et un abcès phlegmoneux situé au-devant du sac. On a été même prétendu que les anciens connaissaient cette variété particulière d'abcès, qu'ils auraient désignée sous le nom d'anchilops. Tout d'abord, au point de vue de l'anatomie pathologique, l'indépendance de ces abcès d'une affection antérieure ou concomitante du sac ne nous paraît pas suffisamment démontrée. Ensuite, l'on conçoit difficilement que les anciens aient pu établir cette distinction, puisqu'ils ignoraient l'existence du sac lacrymal. Pour eux, la dénomination d'anchilops servait à désigner non pas une collection purulente, mais une poche à contenu muqueux, ce qui correspond, selon toutes probabilités, à ce qu'on appelle aujourd'hui tumeur lacrymale chronique ou blennorrhée du sac.

Pronostic. — Le pronostic de la dacryocystite phlegmoneuse, sans être grave, n'en offre pas moins un caractère fâcheux, attendu que les individus qui en sont atteints se trouvent exposés à des rechutes qui entraînent habituellement après elles le développement d'une fistule lacrymale.

Traitement. — Tout à fait au début, comme moyens abortifs de la phlegmasie, des applications de compresses froides souvent renouvelées, ou d'un petit sachet de glace pilée, trouvent leur indication. Un peu plus tard, les antiphlogistiques locaux, cataplasmes de fécule de pomme de terre ou de graine de lin, fomentations chaudes, émollientes et narcotiques, rendront des services en calmant la douleur et en empêchant l'inflammation de passer à la période de suppuration. Dans le même but, et pour combattre les symptômes inflammatoires généraux, on administrera un vomitif ou des purgatifs légers, en même temps qu'on prescrira le repos et un régime doux.

Si malgré tous ces moyens l'empâtement et la rougeur continuent à faire des progrès, il est à craindre que le sac n'ait déjà suppuré, et le chirurgien devra intervenir en pratiquant, à l'aide du bistouri, l'ouverture de la collection du côté de la peau. On évitera d'autant mieux le décollement des téguments et la formation ultérieure d'une fistule, qu'on fera plus tôt cette incision. Ici, comme pour toutes les collections purulentes, le meilleur antiphlogistique réside dans l'ouverture précoce de l'abcès. Or, il ne faut pas l'oublier, le sac enflammé et suppuré constitue une véritable cavité close, puisque le pus ne peut habituellement s'échapper ni par les points lacrymaux, ni par le canal nasal. En pareil cas, l'ouverture de la collection en avant et à la partie la plus déclive du sac constitue donc le meilleur mode de traitement.

On a objecté que ce procédé entraîne la formation d'une cicatrice apparente; aussi a-t-on proposé de lui substituer l'ouverture interne par les points et les conduits lacrymaux.

Nous ferons observer à cet égard que l'incision pratiquée à la partie la plus élevée de la collection est loin de favoriser l'écoulement du pus. La cicatrice cutanée, qui résulte de l'ouverture artificielle du sac, est habituellement si peu apparente, que pour notre compte nous n'hésitons jamais à avoir recours à ce procédé. Du reste, la clinique démontre tous les jours que les cicatrices difformes, enfoncées et gaufrées de la région du sac, sont surtout à craindre lorsque l'ouverture de la tumeur phlegmoneuse se fait tardivement, tandis que l'incision, pratiquée dès les premiers temps à la partie la plus déclive du sac, se cicatrise rapidement au point de ne laisser qu'une trace à peine visible.

NEUVIÈME LEÇON

DACRYOCYSTITE CHRONIQUE.

Synonymie. — Division de Mackenzie. — Anatomie pathologique : Lésions des parties molles ; Lésions du squelette, carie et nécrose, exostoses, altérations syphilitiques, etc.

C'est particulièrement à la dacryocystite chronique qu'on a donné les noms de *tumeur* et de *fistule lacrymales*, et celui de *blennorrhée du sac*. Ces dénominations trouvent leur raison d'être dans la diversité des formes sous lesquelles a maladie se présente, et qui tiennent soit au degré plus ou moins accentué d'inflammation du sac, soit au mode d'évolution et à la durée de l'affection.

Mackenzie, en se fondant sur la marche de la maladie, lui reconnaît cinq périodes. La première correspond au larmoiement, avec légère accumulation de mucus et de larmes dans le sac ; il lui donne, avec la plupart des chirurgiens anglais, le nom de *watery eye ;* la seconde se trouve constituée par la *blennorrhée du sac ;* la troisième, par la *suppuration du sac ;* la quatrième, par la *production de fistule*, et la cinquième, par l'*altération des os*.

Tout en admettant, avec Mackenzie, que l'affection livrée à elle-même parcourt souvent ces divers degrés, il n'en est pas moins vrai qu'on peut la voir aussi s'arrêter à la première ou à la seconde période. Nous ne saurions donc accepter ces cinq stades comme constituant autant d'états successifs par lesquels la maladie doit nécessairement passer.

Depuis la découverte des voies d'excrétion des larmes, on a émis diverses hypothèses sur la pathogénie de la tumeur lacrymale. Comme c'est là un sujet encore litigieux, nous n'en parlerons qu'après avoir décrit l'anatomie pathologique, qui, seule, pourra nous éclairer sur la nature de l'affection.

Anatomie pathologique. — Il n'existe qu'un petit nombre d'autopsies révélant les lésions qui accompagnent ou qui précèdent le développement de la tumeur et de la fistule lacrymales. Aussi, les chirurgiens ont-ils cherché à utiliser les données fournies par les opérations qu'ils ont été appelés à pratiquer. Nous passerons tout d'bord en revue les autopsies.

Janin (1) est le premier qui nous ait laissé la description détaillée de l'autopsie d'une tumeur lacrymale ancienne et volumineuse. Il rapporte que les parois du sac étaient amincies, non ulcérées; les follicules mucipares, engorgés et remplis d'une humeur jaunâtre, formaient de petites tumeurs de la grosseur de graines de pavot blanc, occupant l'épaisseur de la muqueuse ; leurs pores excréteurs étaient élargis. Le canal nasal était libre et normal, sauf à sa jonction avec le sac où il y avait une coarctation d'un tiers de ligne d'épaisseur ; à cet endroit, la muqueuse était plissée à la manière d'un poignet de chemise. Les conduits lacrymaux étaient dilatés.

Auzias-Turenne (2) a eu l'occasion de disséquer les deux

(1) Janin, *Mémoires et observations anatomiques, physiologiques et physiques sur l'œil.* Lyon, 1772.

(2) Auzias-Turenne, *Bulletin de la Société de chirurgie*, p. 774. 1849

sacs lacrymaux chez une femme atteinte d'une double dacryocystite. Du côté gauche il y avait une véritable tumeur, et la moindre pression faisait refluer par les points lacrymaux un liquide ténu et purulent. A la dissection, il trouva dans l'intérieur du sac un muco-pus abondant; la muqueuse était visiblement enflammée, et des concrétions muco-purulentes en tapissaient l'intérieur. Les conduits lacrymaux correspondants étaient parfaitement libres. Par contre, la partie inférieure du canal nasal se trouvait bouchée par la membrane muqueuse qui formait tampon. A l'égard de ce dernier détail, nous rappellerons une disposition anatomique normale signalée par Sappey, à savoir, que, dans certains cas, l'orifice de communication du canal nasal avec le méat inférieur est si petit, que cet habile anatomiste a dû faire couler du mercure de haut en bas pour le découvrir.

Du côté droit, il n'y avait pas de tumeur à proprement parler; cependant, le sac s'est montré à l'ouverture aussi ample que celui du côté opposé, et la muqueuse qui le tapissait offrait les mêmes lésions. Malgré cela le canal nasal était libre et n'avait subi aucune altération matérielle. Les conduits lacrymaux étaient entièrement bouchés à leur entrée dans le sac.

Des détails anatomiques qui précèdent, Auzias-Turenne a été conduit à conclure que, dans ce cas particulier, l'inflammation des voies lacrymales constituait le fait primordial, et que la dilatation du sac, aussi bien que l'obstruction du canal nasal, à gauche, et des conduits lacrymaux, à droite, devaient être considérées comme consécutives à la phlegmasie.

Béraud, qui s'est occupé beaucoup de l'anatomie normale

et pathologique des voies d'excrétion des larmes, fit, de 1853 à 1855, diverses communications intéressantes sur ce sujet (1). On y trouve relatées diverses autopsies, dont voici le résumé :

A. Voisin disséqua une fistule lacrymale du côté gauche, remontant à vingt-deux ans, et qui n'avait subi aucun traitement. Il constata que l'ouverture commune des conduits dans le sac était oblitérée, que le sac, vide et rétréci de volume, offrait des parois friables, qu'enfin il y avait une obstruction complète de l'orifice de communication du sac avec le canal nasal ; ce dernier était sain dans le reste de son étendue.

Dolbeau examina, dans une autopsie, une tumeur lacrymale gauche, du volume d'une noisette et non enflammée. La peau était saine. La tumeur, dure et transparente, ne se vidait pas par la pression : caractères qui indiquent suffisamment qu'il s'agissait d'une mucocèle. Voici l'état des parties à la dissection : canal nasal perméable, mais uniformément rétréci dans toute sa longueur au point qu'il n'avait plus que 1 à 2 millimètres dans son plus grand diamètre ; son orifice de communication avec le sac était oblitéré ; amincissement par distension de la gouttière lacrymale qui paraissait profondément creusée ; contenu du sac liquide d'une couleur citrine ; paroi interne de ce dernier lisse et ressemblant à une séreuse ; enfin, oblitération complète de l'orifice de communication des conduits lacrymaux avec le sac.

Béraud relate l'autopsie d'une fistule lacrymale droite,

(1) Béraud, *Archives générales de médecine*. 1853-54-55. — Id., brochure Paris, 1855.—Id., *Archives d'ophthalmologie*, travail accompagné d'une figure représentant les valvules. 1855.

qui avait succédé à une tumeur lacrymale dont le début remontait à quinze mois. Dans ce cas, les conduits lacrymaux étaient normaux. Le sac, vivement enflammé, offrait des parois épaisses, rouges, fongueuses et lardacées. La muqueuse renfermait, dans son épaisseur, des glandes remplies d'un liquide visqueux, jaunâtre; le canal nasal se montra absolument sain, sans trace de rétrécissement. La muqueuse des fosses nasales était également saine.

Dans un autre cas, Béraud eut à examiner un catarrhe du sac, sans tuméfaction extérieure, siégeant à droite. Par la pression, on faisait refluer du mucus à travers les conduits lacrymaux. A l'ouverture du sac, l'auteur constata que cette cavité ainsi que le canal nasal étaient remplis de mucus, comme on l'eût fait par une injection. La muqueuse du sac était rouge et parsemée de glandules. A part l'oblitération du point lacrymal inférieur, il n'y avait nulle coarctation, ni dans le sac, ni dans le canal nasal.

Dans un cas analogue au précédent, Béraud trouva le sac et le canal nasal remplis d'un liquide puriforme. La muqueuse du sac, rouge et épaissie, offrait en outre une excroissance polypeuse de la grosseur d'une tête d'épingle. Les mêmes lésions phlegmasiques existaient sur la muqueuse du canal nasal. De coarctation, il n'y en avait nulle part.

Sur une quatrième pièce, Béraud trouva les points et les conduits lacrymaux sains; le sac, réduit de moitié par suite de l'épaississement de ses parois, était littéralement criblé, à sa surface interne, de pertuis glanduleux. Son contenu consistait dans une petite quantité de matière puriforme. Le canal nasal correspondant, presque comblé par suite de l'engorgement de sa muqueuse, surtout prononcé à son orifice nasal, n'offrait ni valvules ni aucun rétrécissement circulaire.

Dans un dernier cas, où il existait une fistule lacrymale double, le même auteur a trouvé des deux côtés une diminution de calibre, égale à la moitié à peu près, aussi bien des conduits lacrymaux que du sac. Ce dernier renfermait du pus. Sa muqueuse, gonflée et fongueuse, offrait des glandules développées; le canal nasal était obstrué, à droite et à gauche, par le gonflement de la muqueuse, sur laquelle on remarquait des fongosités et des brides réunies entre elles.

Berlin (1) ayant eu l'occasion de pratiquer sept fois, dans un but thérapeutique, l'ablation du sac lacrymal enflammé, trouva constamment, à l'exception d'un seul cas, où le sac avait été cautérisé préalablement au fer incandescent, la muqueuse rouge et tapissée d'excroissances polypoïdes de différente grosseur. Au microscope, cette muqueuse lui apparut, dans certains cas, recouverte d'épithélium, tandis qu'elle en était dépourvue dans d'autres. Il ajoute qu'elle était imprégnée par places de gouttelettes de pus.

P. Ollivier (2), à la dissection d'une double tumeur lacrymale ancienne, rencontra les lésions suivantes. Du côté le plus affecté, la muqueuse du sac, qui avait d'ailleurs macéré, était d'un gris rosé, et d'un aspect chagriné, ce que l'auteur attribue à la présence d'orifices glandulaires. Un diaphragme membraneux, peu épais, interceptait toute communication avec le canal nasal. Les parois du sac étaient épaissies. Le sac du côté opposé, moins affecté que le précédent, fut

(1) Berlin, *Klin. Monatsblätter für Augenheilkunde*. 1868.

(2) P. Ollivier, *Tumeur et fistule lacrymales*, brochure, et *Union médicale de la Seine-Inférieure*. Rouen, 1873.

trouvé rempli de muco-pus; il semblait séparé du canal nasal par un repli membraneux valvulaire.

Monoyer (1) a eu deux fois l'occasion de pratiquer l'excision partielle du sac, ce qui lui permit de se rendre compte de l'état des parois. Dans l'un de ces cas, la muqueuse enflammée offrait une coloration rouge. Dans l'autre, la coloration était ardoisée; dans les deux, l'épaisseur des parois se trouvait considérablement augmentée.

En résumé, les divers auteurs que nous venons de passer en revue ont constaté, dans l'appareil excréteur des larmes, des lésions qui toutes se rapportent à l'inflammation de la muqueuse; cette inflammation n'a paru, dans aucun cas, s'être développée sous l'influence d'un rétrécissement primitif. Des faits rapportés précédemment, il ressort effectivement que la coarctation, qu'on a observée parfois soit dans les conduits lacrymaux soit dans le canal nasal, n'est survenue que dans une période tardive de la maladie, alors que cette dernière avait duré plusieurs années. En un mot, loin d'être la cause de l'inflammation, le rétrécissement des canaux, semble en avoir été la conséquence.

Telle est la conclusion générale à laquelle nous conduit l'étude de l'anatomie pathologique des parties molles. Voyons maintenant ce qu'on a pu noter du côté des os.

Anciennement, et jusqu'à l'époque où les idées d'Anel et de J.-L. Petit prirent place dans la science, on regardait la *carie* et la *nécrose* de l'unguis comme étant les seules causes de la tumeur lacrymale. Heureusement ces lésions ne se rencontrent que tout à fait exceptionnellement, et alors que la

(1) Monoyer, *Archives générales de médecine*. 1873.

maladie dure depuis plusieurs années; on l'observe surtout chez les scrofuleux et les syphilitiques. Chez ces derniers, l'altération osseuse peut même se montrer d'une façon hâtive et affecter une marche assez rapide; car il s'agit, à l'égard de ces sujets, d'une véritable ostéo-périostite gommeuse suppurée. Des manœuvres imprudentes de cathétérisme peuvent exposer à la dénudation et à l'altération des os; Arlt va même jusqu'à dire qu'il ne lui a été donné d'observer la véritable carie des os qu'à la suite de semblables manœuvres. Il faut, toutefois, se rappeler qu'on a noté la carie spontanée de l'unguis. Zehender (1), entre autres, en cite un exemple authentique.

Les *exostoses* ont été assez souvent signalées comme causes de tumeur et de fistule lacrymales. Elles doivent être distinguées en *exostoses de voisinage* et en *exostoses propres.* Les premières ont pour siége les fosses nasales ou le sinus maxillaire, et, à l'instar de toute autre tumeur, elles peuvent rétrécir ou même aplatir complétement le canal nasal. Ce sont là des faits connus de tous les chirurgiens et que nous ne faisons que mentionner ici.

Les exostoses propres, dont nous avons à nous occuper plus particulièrement, se développent sur les parois mêmes du canal lacrymo-nasal. Cependant il ne faudrait pas prendre ici le terme d'exostose à la lettre, vu que, sous cette dénomination, on a compris des tumeurs fibreuses inflammatoires, et le plus souvent des gommes d'origine syphilitique; aussi a-t-on rangé la scrofule et la syphilis parmi les causes les plus communes d'exostoses des voies lacrymales.

(1) Zehender, *Klin. Monatsblätter für Augenheilkunde.* 1869.

A. Sichel (1), dans son travail sur les exostoses lacrymales, divise celles-ci en *exostoses* proprement dites et en *périostoses*, lesquelles sont distinguées à leur tour en douloureuses à la pression et en indolentes.

Le siége des exostoses propres varie, du reste, ainsi que Demours, en 1821, l'a reconnu le premier. Les unes, élevées, siégent à la région du sac, et sont dès lors accessibles au toucher; d'autres, situées plus bas, et généralement vers la partie supérieure du canal, peuvent échapper à l'examen direct.

Toujours est-il que les exostoses proprement dites sont rares, et qu'elles tiennent le plus souvent à une lésion mécanique des os, auquel cas il s'agit plutôt d'un cal exubérant. Quant aux périostoses ou ostéomes du périoste, nous ne savons s'il en existe réellement des exemples authentiques, attendu que la fibro-muqueuse qui tapisse le sac et le canal nasal est tout aussi dépourvue de propriétés ostéogéniques que la pituitaire. Nous serions porté à croire que les prétendues périostoses ne sont en réalité que des inflammations chroniques d'origine syphilitique ou strumeuse. On s'explique dès lors comment Sichel, dans son travail, dit avoir réussi à faire disparaître ces tumeurs de consistance dure à l'aide des antiphlogistiques, des antiscrofuleux et de préparations mercurielles.

Ceci nous conduit à parler sans transition des lésions des voies lacrymales qu'on a observées chez les syphilitiques.

Tous ceux qui se sont occupés de syphilis ont admis l'influence de cette diathèse sur les voies d'excrétion des larmes;

(1) A. Sichel, *France médicale*, et *Annales d'oculistique*. 1868.

toutefois, plusieurs d'entre eux, parmi lesquels nous citerons Boerhaave, Saint-Yves, Astruc, J. Hunter, Benjamin Bell, Swediaur, Wenzel, Boyer, Chélius, Waller, Cloquet, Velpeau, l'ont fait dans des termes tellement vagues, que la démonstration péremptoire de la syphilis comme cause de dacryocystite demandait de nouvelles preuves.

Demours (1), l'un des premiers, parle de l'existence d'une petite exostose qui siége au rebord orbitaire, au-devant du sac, et qu'on ne peut reconnaître par le toucher, à cause de son siége profond.

Tavignot (2) décrit à son tour des exostoses ou des hyperostoses syphilitiques se montrant surtout à l'apophyse montante du maxillaire supérieur, plus rarement sur l'apophyse orbitaire interne du frontal et sur l'os unguis.

Mais c'est à Lagneau fils (3) que nous devons le travail le plus complet sur ce sujet. Ce travail, qui mérite d'être analysé ici succinctement, repose sur dix observations dont les unes sont propres à Lagneau, et dont les autres ont été recueillies dans les auteurs.

La première observation est empruntée à Janin. L'auteur parle d'un épiphora accompagné d'exostose à l'apophyse orbitaire interne du coronal. Le tout avait cédé à un traitement mercuriel.

La deuxième observation est due à Fabre. Il s'agit d'une fistule lacrymale double avec perforation de la voûte palatine. Le traitement mercuriel a eu raison de la lésion des voies lacrymales.

(1) Demours, *Précis historique et pratique des maladies des yeux*. Paris, 1821.

(2) Tavignot, *Journal des connaissances médico-chirurg*. 1848.

(3) Lagneau fils, *Mémoire sur les maladies syphilitiques consécutives des voies lacrymales; Archives générales de médecine*, p. 536. 1857.

Les observations III et IV nous paraissent peu probantes, aussi nous ne les citerons point.

La Ve observation, empruntée à Bourguignon, concerne un individu syphilitique depuis sept ans, et qui offrait, outre sa tumeur lacrymale, une nécrose de plusieurs os de la face. Ce malade a dû subir plusieurs traitements mercuriels consécutifs qui, chaque fois, ont déterminé de l'amélioration.

Dans la VIe observation, il est question d'un malade du service de Gerdy, qui avait contracté la syphilis deux ans auparavant. Une destruction du voile du palais accompagnait dans ce cas la fistule lacrymale.

La VIIe observation, fournie par Desportes à Lagneau, concerne une tumeur lacrymale sans autres lésions syphilitiques du nez ou de la bouche, et qui avait cédé à un traitement mercuriel. Ici la syphilis pourrait être mise en doute.

Les trois dernières observations appartiennent à Lagneau lui-même et offrent plus d'intérêt.

VIIIe observation. — Il s'agit d'une tumeur lacrymale double. L'individu offrait des ulcérations syphilitiques tardives à l'anus. Guérison obtenue par l'emploi du mercure.

IXe observation. — Tumeur lacrymale gauche, accompagnée de la nécrose des os du même côté de la face. Ultérieurement survint une lésion ostéitique analogue du côté droit, suivie de l'apparition d'une tumeur lacrymale du même côté ; consécutivement complication d'amblyopie double. Le malade ayant des antécédents syphilitiques, Lagneau lui fit subir un traitement mercuriel et le guérit.

La Xe et dernière observation de Lagneau se rapporte à un individu syphilitique depuis deux ans, chez lequel il s'était développé une dacryocystite phlegmoneuse aiguë. La guérison fut obtenue par le traitement mercuriel.

En résumé, à part trois malades chez lesquels l'origine syphilitique du mal semble douteuse, nous trouvons dans le travail de Lagneau sept observations absolument probantes, et qui témoignent de l'influence de la syphilis sur le développement de la tumeur et de la fistule lacrymales. Il est à noter que, dans les sept cas en question, il y avait conjointement des exostoses, des nécroses ou des perforations des os voisins, ce qui conduit à admettre que c'est à la syphilis *tardive* qu'il faut faire ici l'unique, ou, pour le moins, la plus large part dans la production de la dacryocystite et de ses suites.

Des observations analogues à celles de Lagneau ont été publiées par Bourgeois (1) et Zeisl (2); toutes, du reste, concourent à démontrer ce fait, que c'est à la syphilis tardive, autrement dit aux manifestations osseuses, qu'il faut attribuer l'origine spécifique de la dacryocystite syphilitique. Et si, dans certains cas, on n'a pas noté de lésions des os et du périoste, cela tient sans doute à ce que ces lésions étaient situées trop profondément dans le canal nasal pour être accessibles au toucher.

Comme partout ailleurs, les lésions syphilitiques des voies lacrymales sont d'autant plus graves et plus précoces dans leur développement qu'à la syphilis s'ajoute la diathèse scrofuleuse. C'est ainsi qu'il faut interpréter certaines dacryocystites syphilitiques se montrant de bonne heure, et que

(1) Bourgeois, *Presse médicale belge*. 1863.

(2) Zeisl, *Uber syphil. Krankheit der Thränenwege Wochenblatt*. 1861. — *Constitutionel Syphil.* Erlanger, 1864.

Lancereaux a cru devoir rattacher, sans preuve suffisante croyons-nous, aux manifestations secondaires développées sur la muqueuse lacrymo-nasale. Car, pour admettre ainsi des dacryocystites correspondant aux accidents secondaires ou dermiques, il aurait fallu commencer par prouver qu'en pareil cas il n'existait pas de tuméfaction gommeuse dans l'intérieur du canal nasal, ce qui n'a pas été fait.

Nous sommes d'autant plus porté à émettre un semblable doute, que, pendant notre séjour aux hôpitaux de Lourcine et du Midi, nous avons été à même d'observer plusieurs fois des cas de syphilis tertiaire précoce. Nous citerons, entre autres, l'exemple d'un étudiant en droit qui, à la suite d'un chancre induré contracté six semaines auparavant et non encore entièrement cicatrisé, eut en même temps une roséole généralisée et des gommes au front. Le tout céda chez lui à un traitement mixte, hydrargyrique et ioduré, combiné à l'emploi du fer et de l'huile de foie de morue.

Du reste, cette question de doctrine pourrait être tranchée par l'exploration à l'aide du cathéter. S'il s'agit, en effet, d'une gomme, le stylet sera arrêté par la tumeur; tandis que s'il y a simple affection éruptive ou légèrement ulcéreuse de la muqueuse, l'instrument franchira le canal nasal sans trop de difficultés.

Pour terminer ce qui a trait aux altérations du squelette nous mentionnerons un article d'Abadie (1), où l'auteur prétend que les ostéo-périostites maxillaires, produites par des dents cariées, peuvent se propager jusque dans le canal nasal, l'oblitérer, et devenir le point de départ de dacryocystite. I

(1) Abadie, *Journal d'ophthalmologie de Paris*. 1872.

fonde son opinion sur ce fait d'observation signalé par Cusco, son maître, à savoir, que l'on trouve souvent des dents cariées chez les individus atteints de tumeur et de fistule lacrymales. Pour rendre cette manière de voir acceptable, il serait nécessaire, tout d'abord, de démontrer anatomiquement la réalité de l'ostéo-périostite, qu'on suppose exister dans le canal nasal. En second lieu, personne n'ignore que rien n'est commun comme la carie dentaire chez les individus à tempérament scrofuleux; or, comme nous le dirons plus loin, en parlant de l'étiologie, la scrofule est la cause par excellence de la dacryocystite spontanée. Pourquoi alors les deux lésions, carie dentaire et dacryocystite, ne pourraient-elles coexister sans qu'il faille admettre entre elles une relation de cause à effet, relation dont la démonstration anatomo-pathologique est encore à donner? D'ailleurs, que d'individus présentent une tumeur lacrymale, surtout parmi les adultes, sans offrir aucune lésion des dents de la mâchoire supérieure, et en particulier de celles qui pourraient être incriminées en raison de leurs rapports de voisinage (incisive latérale, canine et première molaire).

DIXIÈME LEÇON

DACRYOCYSTITE CHRONIQUE (SUITE).

Pathogénie. — Physiologie pathologique

Après avoir exposé l'anatomie pathologique de la dacryocystite chronique, avec tous les détails que mérite l'importance du sujet, nous allons discuter la pathogénie de cette affection.

Cette étude est féconde en déductions pratiques. Aussi devons-nous passer en revue les diverses théories qui ont régné tour à tour dans la science à l'égard de la tumeur et de la fistule lacrymales, en insistant surtout sur celles qui nous paraissent offrir le plus de valeur.

Pathogénie. — Si l'on jette un coup d'œil d'ensemble sur les lésions anatomo-pathologiques, précédemment exposées, on arrive à cette conclusion générale, que, dans la grande majorité des cas, l'origine de la maladie peut être attribuée à une phlegmasie, soit des parties molles, soit des parties dures, et que dès lors le nom de dacryocystite convient à merveille pour désigner la tumeur et la fistule lacrymales.

Cette nature inflammatoire de la maladie n'avait point échappé aux anciens; seulement, ignorant l'existence des voies d'excrétion des larmes, ils attribuaient l'origine de la tumeur lacrymale avec fistule (ægilops) à une altération exclusivement osseuse. Inutile d'ajouter qu'ils étaient à ce dernier égard dans une complète erreur.

La découverte des voies d'excrétion des larmes fit nécessairement subir une révolution profonde aux idées professées jusque-là : l'élément phlegmasique fut relégué au second plan, et l'on s'attacha à faire ressortir l'importance de l'élément mécanique qu'on considéra dès lors comme la cause première qu'il fallait combattre, avant tout, si l'on voulait faire cesser l'inflammation et ses suites. Après avoir fait place, à plusieurs reprises, à la théorie de l'inflammation pure, l'idée de l'origine mécanique fut remise en honneur par les travaux de nombreux chirurgiens de notre époque; parmi ces travaux nous citerons, au premier rang, ceux de Bowman, de Critchett, de Weber, de Stilling, etc.

Les partisans de l'obstruction ont étayé leur théorie sur des faits d'anatomie pathologique incontestables, qui démontrent dans bon nombre de tumeurs lacrymales la présence de coarctations du canal nasal. Toutefois, de ce qu'un rétrécissement coexiste avec une tumeur lacrymale, il est téméraire, ce nous semble, d'induire que la phlegmasie et la dilatation du sac lui ont été nécessairement consécutives. D'autant plus que, de l'aveu de tous, il existe un grand nombre de cas, où, malgré la présence d'une tumeur lacrymale volumineuse, et même d'une fistule, on constate par le cathétérisme la perméabilité parfaite du sac et du canal nasal. Dans les autopsies relatées par Béraud, on a vu que c'est surtout dans les cas les plus invétérés de dacryocystite qu'on a rencontré des oblitérations du canal nasal; tandis que dans la plupart des cas récents, il n'en existait point.

S'il est un certain nombre de dacryocystites dont l'origine pourra être expliquée par la théorie de l'obstruction primitive, il en est d'autres, très-nombreuses, qui se refusent absolument à recevoir une semblable interprétation. A notre avis on conclura légitimement des observations anatomo-pathologiques publiées jusqu'à ce jour, que l'inflammation peut seule être regardée comme constituant l'élément primordial de la maladie, tandis que l'obstruction d'un point d'ailleurs variable du canal nasal, sera considérée comme une lésion consécutive.

Les partisans de l'obstruction primitive ont invoqué, comme argument favorable à leur théorie, ce qui se passe dans l'urèthre devenu le siége de rétrécissement. De même, disent-ils, qu'une coarctation de ce canal entraîne la dilatation, l'inflammation, parfois même la destruction avec fistule de la portion d'urèthre située en arrière de l'endroit rétréci, de même la coarctation du canal nasal donne lieu à l'inflammation, puis à la dilatation et finalement à la production d'une fistule du sac lacrymal.

Le seul défaut de ce raisonnement, c'est qu'on oublie de nous dire quel est l'agent de production de la coarctation ou de l'obstruction du canal nasal, qui préexisterait ainsi à l'inflammation du sac et en deviendrait la cause déterminante. Sans doute, il y a des cas, et nous avons eu soin de les signaler, où le canal osseux peut-être obstrué ou rétréci dans son calibre par des tumeurs ou par des brides cicatricielles. Mais, en somme, ces cas forment l'exception et ne sauraient servir de fondement à l'interprétation pathogénique des cas beaucoup plus nombreux de dacryocystites, où le canal, perméable, parfois même largement ouvert, n'oppose aucune résistance à l'introduction du cathéter.

On objectera encore, en faveur de l'obstruction primitive, que le boursouflement inflammatoire de la muqueuse du canal nasal peut suffire pour expliquer l'arrêt du passage des larmes et l'ectasie consécutive du sac. Mais alors, demanderons-nous, pourquoi vouloir limiter dans ce canal seul l'inflammation de début. Quelle est la cause qui la maintient ainsi cantonnée et l'empêche d'envahir en même temps le sac. D'un autre côté si l'on admet que le canal nasal et le sac lacrymal sont atteints en même temps par la phlegmasie, on est nécessairement amené à se ranger à la théorie qui regarde l'inflammation comme la cause première de la dacryocystite.

Dans la comparaison des deux appareils lacrymal et urinaire, on n'a pas tenu suffisamment compte, croyons-nous, de cette notion importante, que dans le canal de l'urèthre, l'obstacle, pour amener des lésions consécutives, doit être essentiellement fibreux et permanent (organique); tandis que, dans le canal lacrymo-nasal, il suffit du moindre gonflement inflammatoire de la muqueuse pour oblitérer les voies étroites que doivent parcourir les larmes. Une différence considérable qui existe entre ces deux canaux réside dans ce fait, que l'urine est poussée à travers l'urèthre avec une grande énergie, tandis que la force d'impulsion qui met le liquide lacrymal en mouvement est presque inappréciable.

Pour transporter ces idées, que nous croyons vraies, sur le terrain de la thérapeutique, nous dirons que deux indications se posent dans le traitement de la dacryocystite. La première consiste à modifier favorablement la vitalité de la muqueuse; la seconde, à lever tout obstacle permanent au libre écoulement des larmes. Dans les cas exceptionnels où l'on pourra s'assurer par le cathétérisme et les commémoratifs, qu'il s'agit d'une obstruction mécanique primitive, c'est par le traitement mécanique qu'il faudra commencer, à moins que l'agent d'obstruction ne soit lui-même justiciable d'une médication appropriée, comme cela a lieu pour le syphilome des voies lacrymales.

En adoptant la phlegmasie comme élément protopathique, nous pourrons expliquer la formation de certaines tumeurs lacrymales sans obstruction du canal nasal et du sac lacrymal. En effet, dès le premier degré de l'inflammation, sous l'influence seule d'une forte hyperhémie du sac, les parois membraneuses sécrètent une notable quantité de mucus; or, l'on sait, d'après les belles expériences de Weber, que, dans un appareil disposé comme l'est celui des larmes, il suffit d'introduire un liquide tant soit peu visqueux pour ralentir, sinon pour faire cesser l'écoulement. La clinique, de son côté, démontre avec quelle facilité le sac s'engorge de mucus, alors même que le canal nasal reste perméable : témoin la possibilité de vider, dans certains cas, le sac par le nez, en exerçant sur la tumeur une pression digitale relativement faible.

Béraud a beaucoup insisté sur l'importance de l'inflammation comme cause de production de la tumeur lacrymale. Il admet que l'accumulation de mucus dans le sac se trouve favorisée par le refoulement en haut de la valvule de Huschke, venant fermer l'orifice des conduits lacrymaux, et par les adhérences anormales qui s'établissent au bas du canal nasal.

En tout état de choses, le ramollissement phlegmasique

des parois du sac favorise, au moins au début, la dilatation de celui-ci par distension ; plus tard, à mesure que l'inflammation devient chronique, les parois s'épaississent.

Pour résumer ce qui précède, nous dirons qu'à part certains cas exceptionnels, où il s'agit d'obstruction primitive (cals, dacryolithes, tumeurs diverses), la cause première de la tumeur lacrymale semble résider dans l'inflammation de la muqueuse.

Dans un premier ordre de faits, l'obstacle à l'écoulement des larmes est constitué uniquement par l'*accumulation* d'une certaine quantité de *mucus*, que sécrète le sac enflammé; la facilité avec laquelle le cathéter peut alors franchir le sac et le canal nasal en donnerait au besoin la démonstration expérimentale.

D'autres fois, et le plus souvent, à cette cause s'en ajoute une autre, le *boursouflement inflammatoire* de la muqueuse. Ici encore, le cathétérisme est possible et l'on ne saurait admettre l'existence d'une coarctation primitive.

Enfin, il est des cas où la sonde bute contre une bride, un rétrécissement fibreux, ou un point oblitéré du canal nasal; l'obstacle mécanique est alors incontestable et il a été considéré comme le point de départ de la maladie. Pour justifier cette manière de voir, il faudrait démontrer que l'inflammation succède réellement aux coarctations fibreuses du canal lacrymo-nasal. Or, ces lésions, très-rares au début de la dacryocystite, se rencontrent presque exclusivement dans les formes graves et invétérées de la maladie. Cette considération nous conduit nécessairement à conclure que l'inflammation est ici la cause et non l'effet de la coarctation.

Tel est le mode d'évolution de l'affection qui nous occupe. Nous croyons interpréter rigoureusement les faits en disant qu'à part quelques cas exceptionnels, la pathogénie de la tumeur lacrymale se réduit à ce seul terme : l'*inflammation et ses suites*.

Physiologie pathologique. — Nous aurons à étudier le liquide contenu dans la cavité du sac, et les modifications successives éprouvées par les parois du canal lacrymo-nasal.

A. *Liquide contenu.* — On sait qu'à l'état normal, la muqueuse du sac lacrymal sécrète une petite quantité de mucus filant et tout à fait transparent. Ce liquide, examiné au microscope, contient des cellules épithéliales cylindriques dépourvues de cils.

Sous l'influence de l'inflammation, non-seulement la quantité du mucus augmente, mais on y rencontre çà et là des filaments ou stries lactescentes, qu'on serait tenté de prendre à première vue pour du pus : le microscope démontre qu'il s'agit là d'amas de globules muqueux, identiques à ceux qu'on rencontre dans le liquide de sécrétion de toutes les membranes muqueuses enflammées. C'est seulement lorsque la phlegmasie a atteint un certain degré d'acuité, lorsque la muqueuse a été le siége d'exfoliation épithéliale ou d'ulcération, que le contenu du sac devient véritablement purulent. Ajoutons qu'à ce mucus s'adjoint habituellement une quantité plus ou moins considérable de larmes qui, en raison de leur moindre densité, surnagent et sont les premières à refluer à travers les points lacrymaux, lorsque l'on presse sur le sac. Le mucus, étant plus lourd, gagne les parties déclives de la cavité, et remplit le canal nasal si ce conduit est resté perméable.

B. *Modifications des parois.* — Les modifications qui surviennent dans la texture des parois du canal lacrymo-nasal ne sont pas moins intéressantes à étudier.

Au début, la muqueuse, plus ou moins rouge et congestionnée, s'engorge et diminue ainsi progressivement le calibre des voies d'excrétion des larmes. C'est surtout dans les points les plus rétrécis (jonction du canal nasal avec le sac, orifice de communication du canal nasal avec le méat inférieur, conduits lacrymaux) qu'on observe cette tendance à l'oblitération. D'après Béraud, il surviendrait également un gonflement par accumulation de liquide sécrété dans les glandes de la muqueuse. Ces glandes se rempliraient parfois au point de former des kystes appendus au sac, dit-il, et, dans tous les cas, leur gonflement inflammatoire ne pourrait que contribuer à augmenter l'angustie du canal lacrymo-nasal.

Cette opinion de Béraud, reproduite à peu près dans tous les ouvrages, ne saurait être maintenue depuis que Ch. Robin et Cadiat ont péremptoirement démontré l'absence de tout appareil glandulaire dans la muqueuse qui tapisse le conduit lacrymo-nasal.

L'hyperhémie de la muqueuse explique suffisamment la facilité avec laquelle on détermine des saignements par le cathétérisme.

Les altérations ultérieures éprouvées par les parois du sac diffèrent suivant que celles-ci se laissent distendre par la quantité toujours croissante de liquide, ou bien qu'elles résistent, et qu'il s'ajoute à l'endodacryocystite l'inflammation des tissus périphériques. Il se produit, dans ce dernier cas, la fistule du sac que nous avons étudiée d'une façon complète à propos de la dacryocystite aiguë.

La dilatation morbide du sac lacrymal a lieu surtout lorsque l'inflammation dure longtemps, mais en conservant un caractère subaigu ou de chronicité. Il se peut aussi que l'inflammation, en diminuant la consistance des tissus, contribue par là même à rendre la distension du sac plus considérable. D'ailleurs, pour que ce fait se produise, il faut que la phlegmasie ne dépasse pas un certain degré d'acuité; dans le cas contraire, on observe l'épaississement progressif des parois, l'extension de l'inflammation phlegmoneuse aux parties voisines, et finalement la production d'une fistule cutanée.

Les parois du sac lacrymal, en raison de leurs rapports, ne se laissent pas distendre également sur tous les points. Appuyé en dedans et en arrière contre la gouttière osseuse de l'unguis; soutenu, du côté orbitaire, par la sangle que forme le muscle de Horner, le sac se distend surtout en avant. Cette dilatation se manifeste particulièrement dans le point où il n'est pas protégé par le ligament palpébral interne, c'est-à-dire entre le bord inférieur du tendon direct de l'orbiculaire et le pourtour de l'orbite. Lorsque la distension fait des progrès, c'est du côté externe et vers la cavité orbitaire qu'elle s'étend. Ce n'est que dans les dacryocystites très-anciennes à forme catarrhale, où l'on a vu le sac atteindre jusqu'au volume d'un œuf de pigeon, que la gouttière lacrymo-nasale se laisse fortement creuser. Il n'est pas rare d'observer alors l'élargissement morbide consécutif du canal nasal. On désigne, d'après Heister, sous le nom de *hernie du sac lacrymal*, cet état d'amincissement et de distension extrêmes des parois.

A mesure que l'inflammation se prolonge, le liquide contenu dans le sac distendu redevient transparent et de plus en plus fluide : c'est sans doute à ce fait qu'Anel fait allusion lorsqu'il parle d'*hydropisie du sac lacrymal.* De son côté, la muqueuse du sac soumise à une distension prolongée se dégonfle, s'amincit et prend l'aspect d'une séreuse ; cette atrophie s'étend du côté du canal nasal qui cesse d'être obstrué et redevient à nouveau perméable. En pareil cas, la pression digitale vide la tumeur par le nez au lieu de la vider par les points lacrymaux.

ONZIÈME LEÇON

DACRYOCYSTITE CHRONIQUE (SUITE).

Symptomatologie et marche. — Diagnostic.

Symptômes et marche. — Au début, l'affection est essentiellement caractérisée par le *larmoiement* ou *épiphora* dont se plaignent les malades. Ce symptôme varie non-seulement d'un individu à un autre, et même d'une période à l'autre de l'affection, mais aussi sous l'influence de certaines conditions extérieures. Par un temps froid et humide, l'œil larmoie plus que par un temps chaud et sec. L'exposition à l'air, l'application au travail avec la tête penchée, un coryza, même très-léger, et en général tout ce qui irrite la pituitaire, sont autant de causes qui contribuent à l'abondance de l'épiphora.

En même temps que le larmoiement, on observe une légère tuméfaction de la région du sac. La pression, exercée de bas en haut sous le tendon de l'orbiculaire, fait sortir à travers les points lacrymaux une certaine quantité de mucus mêlé à des larmes. En outre, on constate habituellement une inflammation légère de la caroncule et du repli semi-lunaire, qui sont rouges et tuméfiés. Assez souvent aussi il existe de la blépharite ciliaire, tantôt primitive, tantôt consécutive à l'inflammation du sac.

Ce premier degré de la dacryocystite, que les chirurgiens anglais désignent sous le nom de *watery eye*, peut persister ainsi des mois et des années.

Si la maladie fait des progrès, le sac se laisse distendre au point de constituer une véritable *tumeur* très-apparente, que la pression digitale vide, comme précédemment, par les points lacrymaux, et en particulier par le point lacrymal supérieur. Il arrive plus rarement que la pression chasse le liquide par le canal nasal ; dans ce dernier cas l'on est conduit naturellement à conclure que ce canal a conservé sa perméabilité.

Il existe des cas dans lesquels la pression ne parvient ni à faire refluer le contenu du sac par les points lacrymaux, ni à le faire écouler à travers le canal nasal : on dirait une cavité close remplie de liquide. Cette variété de tumeur lacrymale a reçu le nom de *mucocèle*, d'*hydropisie du sac* (Beer), et même de *varice du sac* (Schmidt). Les parois, fortement distendues, offrent parfois un aspect demi-transparent à reflets bleuâtres; il n'est pas rare, en ouvrant la poche, d'y rencontrer un liquide brunâtre contenant du sang altéré et même des paillettes de cholestérine. Dans un cas où la poche était enflammée, nous l'avons trouvée remplie d'un pus séreux verdâtre et extrêmement fétide.

La tumeur est parfois volumineuse et comme étranglée au milieu par la présence du tendon de l'orbiculaire, ce qui lui donne une forme bilobée : elle est généralement indolente. La peau, amincie et distendue, n'est point adhérente aux tissus sous-jacents sur lesquels elle glisse facilement.

Deux hypothèses ont été émises pour expliquer la formation du mucocèle. Dans l'une, on admet que, par suite de l'obstruction des points lacrymaux et du canal nasal, le liquide sécrété par le sac y reste emprisonné et subit à la longue des altérations diverses. Mackenzie dit même qu'un rétrécissement congénital de l'extrémité inférieure du canal nasal, compliqué ou non de déviation de ce canal dans la narine, peut être cause de mucocèle. Dans l'autre hypothèse qui a été surtout défendue par Béraud, il s'agirait là, presque toujours, d'un kyste développé dans une glande pariétale et finissant par remplir la cavité du sac. Béraud ne nie pas, bien entendu, que l'obstruction des voies d'excrétion des larmes ne puisse être également une cause de mucocèle; mais ce cas serait pour lui l'exception.

Nous ne parlerons point ici de la suppuration ni de la production de fistule dont il a été suffisamment question à propos de la dacryocystite phlegmoneuse, qui succède la plupart du temps à la dacryocystite chronique. Disons toutefois que lorsqu'on laisse la maladie à elle-même, il peut s'établir une petite fistule capillaire permanente, que Mackenzie regarde comme un mode de guérison spontanée de l'inflammation chronique du sac. Desmarres y voit une terminaison heureuse dans les cas seulement où l'on ne peut arriver à rétablir la perméabilité du canal nasal.

Nous avons noté précédemment les formes variables que peut revêtir dans sa marche la tumeur lacrymale chronique. Nous ajouterons que le volume plus ou moins considérable de la tumeur, et, partant, l'état d'amincissement progressif ou d'épaississement de ses parois, exercent une réelle influence sur cette marche et sur la durée de la maladie. Une autre influence, non moins marquée, doit être attribuée à l'habitude qu'ont certains malades de vider eux-mêmes leur tumeur, en y exerçant des pressions avec le doigt; la plupart du temps, en effet, ces manœuvres agissent favorablement pour simplifier la marche d'affection. Enfin, l'état de sommeil ou de veille retentit également sur la dacryocystite chronique, et l'observation de tous les jours démontre que la tumeur est généralement moins pleine le matin, au réveil, que dans le cours de la journée.

Tels sont les symptômes *propres* à l'affection qui nous occupe; mais il n'est pas rare d'observer des *troubles de voisinage* qui, presque tous, ont pour siége la conjonctive ou le bord libre des paupières. Nous voulons parler de la conjonctivite catarrhale, de la blépharite glandulo-ciliaire, et même de certaines kératites pustuleuses ou ulcéreuses qui se rencontrent assez souvent conjointement à la dacryocystite. Knapp (1) dit avoir rencontré l'*ulcus serpens* de la cornée dans la moitié des cas, et en particulier chez des individus cachectiques. L'éversion du point lacrymal inférieur qui survient à la suite du gonflement de la caroncule et du relâchement de la paupière inférieure, et l'inversion du même point lacrymal, consécutive à la rétraction du sac, se rencontrent assez souvent et deviennent une nouvelle cause d'épiphora. Nous mentionnerons également les altérations que le larmoiement peut entraîner après lui, lorsqu'il est très-abondant, et en particulier la rougeur et l'excoriation de la peau des paupières; celles-ci, deviennent parfois, dans ces conditions, le siége de véritables éruptions eczémateuses, qui entraînent à la longue un certain degré d'ectropion par raccourcissement de l'enveloppe dermique. Enfin

(1) Knapp, *Monatsblätter für Augen und Ohrenheilkunde*. 1874.

on a parlé de lésions profondes de l'œil lui-même, telles que neuro-rétinites (Galezowski) ou amauroses temporaires (Mackenzie), qui auraient cela de particulier qu'elles disparaîtraient après la guérison du catarrhe du sac. Mais nous avouons comprendre difficilement de pareilles altérations, soit disant réflexes, des membranes profondes, et, pour notre compte, nous n'avons jamais eu jusqu'ici l'occasion de noter une semblable relation entre deux affections si différentes.

Outre les lésions croûteuses et ulcéreuses des fosses nasales qui accompagnent souvent la dacryocystite chronique, on a signalé une sécheresse de la narine correspondante, avec ou sans altération de l'odorat. Cette sécheresse a été expliqué par l'absence d'écoulement des larmes à travers le canal nasal oblitéré. Mais on pourrait se demander si elle n'est pas plutôt sous la dépendance d'une inflammation propre de la pituitaire. Béraud (1) attribue à Nélaton la remarque que, dans certaines dacryocystites, il survient un rétrécissement de la narine correspondante, pouvant être expliqué par une sorte de parésie réflexe du muscle élévateur de l'aile du nez. C'est là une particularité qu'il ne nous a pas été donné d'observer.

Nous ne parlerons pas ici des lésions osseuses (carie, nécrose, etc.) qui peuvent se présenter dans la période ultime ou dans les formes graves de la maladie : ce sont là des complications sur lesquelles nous nous sommes suffisamment étendu à propos de l'anatomie pathologique.

Il résulte de tout ce qui vient d'être dit que le catarrhe du sac affecte une marche essentiellement chronique. Ajou-

(1) Béraud, *loc. cit.*, p. 39.

tons toutefois qu'il est assez ordinaire d'observer des poussées inflammatoires aiguës, plus ou moins répétées, venant modifier le cours de cette affection. Cela a lieu tantôt sans cause connue, d'autres fois à la suite d'un refroidissement, d'une contusion légère, ou d'une inflammation intercurrente de la conjonctive palpébrale.

D'une façon générale, la dacryocystite chronique laissée à elle-même tend à s'aggraver et à se compliquer de suppuration, de fistule ou d'atrésie qui deviennent de plus en plus incurables. C'est pourquoi le chirurgien interviendra toujours favorablement en se rapprochant autant que possible du début de la maladie.

Diagnostic. — Généralement facile, le diagnostic de la dacryocystite chronique sera complété et rendu exact si l'on tient compte de tout ce qui a été dit précédemment au sujet des symptômes propres à la maladie. Cependant, nous devons dire qu'il n'existe pas toujours une tuméfaction apparente dans la région du sac, et que le larmoiement, qui parfois attire seul l'attention du malade et du chirurgien, pourrait en imposer à première vue pour un larmoiement simple par hypercrinie réflexe de la glande lacrymale, ou, ce qui est plus fréquent, par déviation du point lacrymal inférieur. Malgré cela, le doute ne sera pas permis si l'on vient à exercer une pression digitale dans la région du sac, suivant les règles déjà exposées, c'est-à-dire de bas en haut et immédiatement sous le tendon de l'orbiculaire : en cas de dacryocystite, on verra alors refluer par les points lacrymaux du mucus mêlé à des larmes.

Un point dont il faut s'enquérir avant tout, c'est de l'état de perméabilité des diverses parties de l'appareil excréteur des armes : points et conduits lacrymaux, sac et canal nasal. En cas d'oblitération, il reste encore à rechercher si l'on est en présence d'une obstruction passagère et facilement franchissable, ou, au contraire, d'un obstacle fibreux ou osseux. Pour résoudre ces questions, on se servira d'injections d'eau simple ou d'eau colorée, ainsi que du cathétérisme : ces opérations seront pratiquées par les conduits lacrymaux, ou à travers une fistule préexistante du sac. A propos du cathétérisme, nous dirons qu'il faut être très-réservé sur la valeur des renseignements qu'il fournit, et ne pas conclure trop promptement à l'existence d'une coarctation infranchissable. Il s'agit, en effet, ici, de canaux étroits, tortueux, variant dans leur calibre et dans leurs rapports d'un point à un autre de leur étendue. En outre, ils sont tapissés d'une muqueuse pourvue de lacunes et de replis valvulaires capables d'arrêter l'instrument explorateur. On conçoit dès lors que rien n'est plus facile que d'y faire des fausses routes, témoin les hémorrhagies qui se montrent si souvent à la suite du cathétérisme, alors même qu'on y procède avec la plus grande délicatesse.

Les chirurgiens de nos jours ont poussé leurs investigations plus loin, et, un rétrécissement étant donné, ils ont tenté d'en déterminer le siége exact et d'en préciser le degré d'étroitesse. C'est dans ce but qu'on a préconisé l'emploi de fines tiges de laminaria ou de cordes à boyau poussées un peu au delà de la coarctation. La tige exploratrice est laissée en place pendant quelque temps, de façon que le gonflement, qui survient sous l'influence de l'humidité, y marque une empreinte qui indique exactement et le siége et les dimensions du rétrécissement.

En cas de mucocèle, on peut se demander si l'on n'est pas en présence d'un kyste situé au-devant du sac lacrymal dont il efface la cavité, au point que ni les sondes, ni les injections ne puissent y parvenir. Outre que de pareils kystes sont rares, on pourra toujours, dans le doute, arriver à préciser exactement la nature de l'affection. Pour cela on ouvrira la collection du côté de la peau ; puis, en utilisant successivement le cathétérisme et les injections, qu'on pratiquera alternativement du point lacrymal vers le sac et de celui-ci vers le point lacrymal, on déterminera facilement si les conduits lacrymaux sont oblitérés. Cette oblitération ferait admettre l'existence d'une dacryocystite.

Lorsque le mucocèle est fortement distendu par du liquide, il peut simuler par sa dureté une tumeur solide, une exostose, par exemple. Mais, en tenant compte de l'aspect lisse, parfois demi-transparent et comme bleuâtre de la tumeur, de sa forme allongée verticalement et de sa division fréquente en deux lobes par le tendon de l'orbiculaire, on arrivera aisément au diagnostic différentiel. Au besoin, une ponction exploratrice enlèverait tous les doutes.

Il arrive parfois que des tumeurs à consistance molle, telles que polypes fibreux ou excroissances cancéreuses, nées de l'intérieur des fosses nasales, viennent par extension se loger dans la région du sac et simuler, jusqu'à un certain point, une tumeur lacrymale à parois fongueuses ; on est d'autant plus enclin à se tromper qu'il survient conjointement du larmoiement résultant du défaut d'absorption des larmes. Cette année même, nous avons eu l'occasion d'observer un exemple de ce genre chez un homme de cinquante-six ans, chez lequel une production polypoïde maligne, développée dans la fosse nasale, avait envahi la cavité du sac correspondant, à travers une perforation de l'ethmoïde. Le diagnostic, établi à l'avance, et sur lequel nous avions insisté en éloignant l'idée d'une tumeur lacrymale consécutive à une oblitération du canal nasal, fut confirmé par l'extraction du néoplasme. L'opération consista à détacher l'auvent nasal, d'après le procédé dit de Langenbeck, et à extraire avec soin des anfractuosités osseuses les prolongements multiples de la production morbide. Le succès fut du reste complet et notre sujet guérit rapidement. Dans les cas de ce genre, l'examen attentif des fosses nasales, du pharynx et du sinus maxillaire, et l'impossibilité où l'on sera de faire refluer du liquide lacrymal, muqueux ou purulent, en pressant sur le sac, conduiront presque toujours à un diagnostic exact.

Resterait à dire un mot de certains éléments qui peuvent accompagner ou compliquer la dacryocystite, et, en particulier, de la présence de polypes ou de concrétions lithiques dans l'intérieur du sac. De semblables complications ont passé souvent inaperçues, et ce n'est que par l'ouverture du sac dans un but thérapeutique qu'on en a constaté l'existence. Nous avons dit précédemment que le cathétérisme seul était capable de conduire au diagnostic exact des calculs du sac. Encore faudrait-il ne pas confondre avec eux les corps étrangers venus du dehors, ou une exostose de voisinage qui, après avoir perforé la muqueuse, ferait saillie dans la cavité du sac. Les anamnestiques et l'exploration attentive des régions voisines pourront fournir, dans ce cas, les éléments du diagnostic différentiel.

Pronostic. — Mackenzie, en clinicien consommé qu'il était, a pu écrire avec vérité que s'il est facile de beaucoup soulager les malades atteints de dacryocystite chronique, et de faire disparaître la plupart des complications aussi longtemps que dure le traitement, il est bien rare d'obtenir une guérison complète et radicale qui permette de déclarer que les voies lacrymales sont redevenues aussi aptes qu'auparavant à exercer leurs fonctions. Sans doute, tout praticien qui a beaucoup observé peut citer des cas, peu nombreux en vérité où, à l'aide d'efforts réitérés et longtemps prolongés, il est arrivé à faire disparaître toute trace de la maladie. La plupart du temps, nous l'avons déjà dit, on parvient à améliorer l'état des malades, à ne plus laisser subsister que du larmoiement; mais souvent on reste impuissant à faire disparaître ce dernier reliquat de l'affection, malgré les méthodes les plus perfectionnées de traitement, introduites dans la science depuis les travaux récents de Bowman, de Critchett, de Stilling et d'autres. Cela est vrai non-seulement pour les formes les plus graves de la dacryocystite, mais aussi pour les cas beaucoup plus légers où le larmoiement constitue presque à lui seul toute la maladie. Nous avons le regret d'être en désaccord avec une grande autorité en pareille matière, Hutchinson, et avec beaucoup d'autres spécialistes qui soutiennent que la dacryocystite prise à temps et soumise aux méthodes de traitement aujourd'hui employées, finit à force de soins, de temps et de patience, par guérir complétement, sans laisser d'épiphora après elle.

Nous avons été appelé à traiter un très-grand nombre de dacryocystites, tant à l'hôpital qu'en ville et dans le dispensaire ophthalmologique du bureau central, et nous pouvous affirmer que rien n'est difficile comme de faire disparaître complétement et définitivement le larmoiement sans danger de retour. Nous connaissons des malades soumis depuis un temps fort long au cathétérisme et aux injections modificatrices, qui ne conservent pas moins un larmoiement fort gênant. Pourtant chez eux les canaux sont parfaitement perméables, et même larges, ainsi que le prouve le cathétérisme avec le stylet Bowman n° 6. Malgré cela et en dépit de nos efforts, le résultat reste cependant incomplet.

Chez les enfants, il arrive parfois qu'à la suite des modifications apportées par le développement des os de la face, et sous l'influence du changement salutaire qui survient dans leur constitution lymphatique au moment de la puberté, la dacryocystite guérit spontanément ou sous l'influence d'un traitement insignifiant; témoin le cas de Marguerite Périer, nièce de Pascal, dont la guérison fut si soudaine, dit Mackenzie, qu'on la prit pour un miracle et qu'on l'attribua à l'adoration d'une relique (1).

C'est là un fait qu'il ne faut pas perdre de vue lorsqu'il s'agit d'apprécier l'efficacité des divers modes de traitement de la tumeur lacrymale, et se rappeler toujours qu'il existe une grande différence, au point de vue des résultats, entre les enfants et les adultes. Il en est de la dacryocystite comme des hernies qui guérissent radicalement par l'application d'un bandage chez les enfants et les adolescents, tandis qu'à l'égard des adultes, cela ne s'observe qu'à titre d'exception.

La durée de la maladie influe également sur le pronostic. Ainsi, lorsque la dacryocystite est ancienne, qu'elle a entraîné après elle des modifications profondes dans la texture des

(1) Bossut, *Discours sur la Vie et les Ouvrages de Pascal.*

parties molles, et surtout du côté du squelette, il devient très-difficile, sinon impossible, de mettre fin au larmoiement.

Il arrive parfois, comme nous l'avons dit, qu'au lieu de s'épaissir le sac s'amincit et se laisse distendre outre mesure : on a alors à faire au *relâchement du sac*. Cet état, qui nécessite un traitement spécial, oppose un nouvel obstacle à la guérison définitive de la dacryocystite.

Les fistules de la paroi antérieure du sac exercent la même influence fâcheuse sur le pronostic.

Étiologie. — L'inflammation catarrhale qui constitue essentiellement la dacryocystite chronique peut être idiopathique, c'est-à-dire naître sur place, ou bien résulter de l'extension d'une phlegmasie de la conjonctive ou de la muqueuse des fosses nasales.

Les causes qui peuvent provoquer directement l'inflammation des voies d'excrétion des larmes ne sont pas toujours faciles à saisir, et, pour beaucoup de cas, on ne saurait émettre que des hypothèses plus ou moins plausibles. C'est ainsi qu'on suppose que le séjour prolongé des larmes dans le sac lacrymal peut être cause d'inflammation. Tout ce qui peut exagérer la sécrétion lacrymale (pleurs, action du froid sur l'œil) ou obstruer plus ou moins l'orifice inférieur du canal nasal (coryza), deviendrait par cela même cause de dacryocystite.

Scarpa, ayant reconnu que la blépharo-conjonctivite et la tumeur lacrymale coexistaient souvent, fut conduit à admettre que l'inflammation du sac était sous la dépendance de la pénétration du pus conjonctival dans les voies lacrymales. C'est pourquoi il décrivit la dacryocystite sous le nom de *flux palpébral puriforme*. L'explication donnée par Scarpa est d'autant plus sujette à contestation que la blépharo-conjonctivite succède souvent à l'inflammation du sac au lieu de la précéder. Le séjour prolongé des larmes dans le cul-de-sac conjonctival semble alors être la cause de la phlegmasie de la conjonctive.

Galezowski a émis, à son tour, une théorie chimique d'après laquelle l'inflammation du sac serait produite par l'alcalinité excessive des larmes survenue sous l'influence de la conjonctivite. Disons d'abord que cette alcalinité, qu'il serait téméraire de faire dépendre de la phlegmasie de la conjonctive, est loin d'être chose fréquente. Ensuite, rien ne prouve que des larmes rendues franchement alcalines puissent par leur contact entraîner l'inflammation des parois du sac. Cela paraît d'autant moins admissible que, d'après Mackenzie et Galezowski lui-même, les collyres alcalins ayant le borax ou la potasse pour base constituent un moyen excellent dans le traitement de la dacryocystite.

L'extension pure et simple de l'inflammation de la conjonctive, de la caroncule et du repli semi-lunaire jusqu'au sac et au canal nasal, suffit pour expliquer le développement d'une dacryocystite secondaire ou par propagation, sans qu'on ait besoin d'y faire intervenir l'action irritante de larmes devenues alcalines. Cette extension s'observe en particulier dans le cours des conjonctivites catarrhales ou purulentes ; dans celles qui accompagnent les fièvres exanthématiques, et en particulier dans la blépharo-conjonctivite rubéolique. La conjonctivite granulaire gagne encore assez fréquemment la muqueuse des voies lacrymales, et l'on a à redouter alors la production de rétrécissements qui résistent habituellement à tous les moyens de traitement.

On connaît moins bien les inflammations qui se propagent de la muqueuse des fosses nasales dans les voies lacrymales, et, pourtant, à cause de leur grande fréquence et des variétés nombreuses qu'elles affectent, les phlegmasies de la pituitaire doivent être une cause très-commune de dacryocystite par extension. Outre le coryza aigu, le coryza chronique, l'érysipèle, l'eczéma et les inflammations déterminées par la classe des fièvres exanthématiques, la membrane de Schneider devient très-souvent le siége d'éruptions ulcéreuses, croûteuses et impétigineuses, qui se remarquent communément chez les individus à tempérament lymphatique, et en particulier chez les enfants scrofuleux. Nous savons combien souvent les affections de ce genre se propagent des fosses nasales dans la trompe d'Eustachi; une pareille propagation ne serait pas moins admissible des fosses nasales dans le canal excréteur des larmes. Malheureusement, bien des affections de la pituitaire passent inaperçues pour les malades; d'un autre côté, le chirurgien appelé à soigner des individus atteints de dacryocystite ne s'attache pas toujours à rechercher, avec tout le soin désirable, l'altération dont les fosses nasales sont le siége. Nous citerons, comme exemple spécial de propagation de ce genre, une observation remarquable de Beer. Il s'agit d'un enfant chez lequel, à la suite de l'extraction d'un pois profondément enfoncé dans la narine, il se développa une dacryocystite phlegmoneuse.

Parmi les causes mécaniques de certaines dacryocystites, nous devons citer surtout la présence de corps étrangers, de dacryolithes, logés dans les voies lacrymales, les fractures des parois, enfin l'oblitération osseuse ou fibreuse du canal nasal. Des oblitérations de ce genre se rencontrent accidenllément ou à la suite d'un vice de conformation congénile. Il faut bien se garder, toutefois, de considérer comme ongénitales certaines dacryocystites survenues peu de temps près la naissance, et qui sont sous la dépendance d'une iflammation de voisinage. Critchett dit les avoir observées urtout à la suite de l'ophthalmie catarrhale ou purulente es nouveau-nés.

Parmi les causes prédisposantes, nous signalerons en preiière ligne celles qui dérivent de l'âge, du sexe et du teméramenl. C'est ainsi que, de l'aveu de tous les ophthalmoogistes, les femmes sont plus sujettes à la tumeur lacrymale ue les hommes. Rare avant l'âge de sept ans, la maladie ffecte presque toujours des adolescents, pour devenir moins réquente par la suite.

La constitution lymphatique et scrofuleuse prédispose articulièrement au développement de la dacryocystite, au nême titre sans doute qu'elle détermine les phlegmasies alpébrales, conjonctivales et nasales, de nature catarrhale u éruptive. Voilà pourquoi sans doute ces affections ont communes chez certains peuples et dans les pays où le empérament scrofuleux domine.

On a noté pareillement l'influence de certaines conformaions anatomiques du squelette de la face, qui, en rendant le anal physiologiquement plus étroit, exposent davantage au déeloppement de la dacryocystite. Cette disposition particulière se rencontre dans le type facial propre à l'hypermétropie et à la microphthalmie en général. Un nez court et aplati, et des pommettes développées caractérisent ce type particulier à la race mongole. Par contre, la conformation opposée, représentée par l'allongement des traits et un développement exagéré du nez, comme cela s'observe chez les Israélites, constituerait, d'après Arlt et de Wecker, une prédisposition du même genre. Nous pensons toutefois que, dans ce dernier exemple, la constitution scrofuleuse, assez commune dans la race sémitique, serait une cause non moins puissante de la plus grande fréquence du catarrhe du sac.

Une observation également intéressante, due à Serres, consiste dans le siége plus fréquent de la tumeur lacrymale à gauche, ce qu'il explique par une plus grande étroitesse originelle du canal nasal gauche.

DOUZIÈME LEÇON

DACRYOCYSTITE CHRONIQUE (SUITE).

RAITEMENT CHIRURGICAL. — Trois grandes méthodes. — 1° Destruction de l'appareil lacrymal : Cautérisation et Excision du sac; — Destruction des conduits lacrymaux; — Ablation de la glande.

Nous allons parler tout d'abord du traitement chirurgical ui, sans contredit, constitue la base de la thérapeutique ppliquée à la dacryocystite en général, nous réservant d'in-iquer les moyens médicaux à propos des indications spé-iales que réclame l'état constitutionnel des individus at-eints de cette affection.

TRAITEMENT CHIRURGICAL. — S'il est quelque chose qui émoigne le plus de l'imperfection des moyens dirigés contre ne maladie quelconque, c'est à coup sûr la multiplicité des rocédés mis en avant pour la combattre, et, à ce titre, comme ous allons le voir, la dacryocystite ne le cède à aucune autre.

Nous avons mentionné, à propos de l'historique, le traite-ent appliqué par les anciens contre la tumeur lacrymale; l s'agit maintenant de poursuivre cette étude thérapeutique, et, pour mettre de l'ordre dans ce qui va suivre, nous diviserons le traitement en trois grandes méthodes.

La *première* comprend tous les procédés de destruction

de l'appareil lacrymal (voies d'excrétion, glande). Ici se place la cautérisation prétendue destructive préconisée par les anciens et abandonnée lors de la découverte des voies lacrymales. Elle fut remise en honneur au XVIIIe siècle en Italie par Nannoni père. Dans des temps plus rapprochés de nous, la méthode destructive, encore une fois négligée, retrouve de nouveaux défenseurs dans Stœber, Reybard, Jünken, Desmarres père, Magne et divers chirurgiens italiens.

La *deuxième* méthode comprend tous les moyens qui tendent à restituer aux voies lacrymales leur fonctionnement normal. Anel, J.-L. Petit et toute l'école française du XVIIIe siècle, en sont les fondateurs, et ils ont eu pour continuateurs Scarpa, Ware, Dupuytren, Gerdy, Bowman, Critchett, Weber, Stilling, etc. Cette méthode est généralement employée de nos jours.

Enfin une *troisième* méthode, qui ne s'applique qu'à certains cas spéciaux où les voies lacrymales se trouvent définitivement oblitérées, consiste dans la création de nouvelles voies. Nous citerons ici les noms de Woolhouse, Laugier, Dupuytren, Feltz (de Lyon), Reybard, qui, par des moyens différents, ont cherché à réaliser cette idée.

Chacune de ces méthodes comprend divers procédés qu'on a souvent combinés entre eux. Nous exposerons d'abord ces différents procédés en particulier, nous réservant de revenir plus tard sur nos pas pour indiquer, en nous plaçant sur le terrain purement clinique, le traitement qui nous semble convenir le mieux à chaque degré ou à chaque variété de dacryocystite.

Première méthode.

Destruction de l'appareil lacrymal. — Cette méthode comprend les divers moyens qui ont été dirigés successivement contre le sac lacrymal, les points et les conduits lacrymaux, ou la glande lacrymale elle même, en vue d'obtenir leur oblitération, ou leur suppression.

1° *Destruction du sac lacrymal.*—Les opérations proposées pour détruire le sac se réduisent à deux : la *cautérisation* (actuelle ou potentielle) et l'*excision*. Nous parlerons d'abord de la cautérisation.

A. *Cautérisation du sac.* — Anciennement on employait contre la tumeur lacrymale le fer rouge ou cautère à ægilops, exceptionnellement le plomb fondu. Toutefois, dans les cas très-légers, les caustiques potentiels (préparations de cuivre) étaient seuls employés. Nous avons donné d'ailleurs quelques détails sur ce mode de traitement en commençant l'étude de la dacryocystite chronique.

Au XVIIIe siècle, A. Nannoni (1) portait un caustique dans la cavité du sac. L. Nannoni, son fils, employait le fer rouge, imitant en cela la pratique des anciens. Heister touchait le conduit nasal avec le nitrate d'argent. G. de Salicet se servait d'onguent vert à la manière des chirurgiens de l'antiquité. Scarpa, tout en s'élevant contre l'oblitération du sac, n'avait pas moins reconnu l'utilité de la méthode cathérétique; il cherchait principalement à modifier la vitalité de la muqueuse plus ou moins altérée. Il donnait la préférence au précipité

(1) A. Nannoni, *Dissertazioni Chirurgichè*. Paris, 1748.

rouge, à l'alun et au nitrate d'argent; et ce n'est qu'après avoir cautérisé légèrement les parois du sac à l'aide de ces topiques, qu'il employait son clou pour élargir la voie rétrécie. On voit par là que Scarpa associait la dilatation à l'emploi des cathérétiques, en vue de rétablir la perméabilité du canal lacrymo-nasal. Ce procédé ne rentre donc pas dans la méthode destructive. Si nous avons cru devoir en parler ici, c'est parce que la cautérisation, qui en est un des éléments principaux, a servi de point de départ à d'autres méthodes plus radicales ayant réellement pour but l'oblitération du sac.

Le traitement de Nannoni, temporairement abandonné en Italie, fut repris par Volpi (1) qui chercha alors à détruire le sac à l'aide de petits morceaux de nitrate d'argent cristallisé. Il plaçait le caustique dans la cavité du sac préalablement ouvert, et l'y maintenait à l'aide d'un petit tampon de charpie.

La méthode de la cautérisation du sac fut introduite en France, en 1850, par Magne. Pour arriver à mieux détruire la cavité enflammée, ce chirurgien se servait exclusivement de chlorure ou beurre d'antimoine liquéfié à la chaleur. Magne attribuait à son caustique favori une action presque spécifique; quoique cette opinion soit certainement exagérée, ce topique a tout au moins l'avantage d'agir égalcment sur toute la paroi interne du sac.

Desmarres (2) de son côté revenait à l'emploi du fer rouge. Mais il dut abandonner bientôt ce moyen, vu qu'il expose à la formation de cloaques remplis de muco-pus, ce qui tient, sans doute, à ce qu'il est difficile d'atteindre éga-

(1) Volpi, *Saggio di Operazioni*, etc. Milan, 1814.
(2) Desmarres, *Traité des Maladies des Yeux*, t. I, p. 429.

lement à l'aide du cautère actuel toute la surface malade. Le cautère à boule dont se servait Desmarres diffère peu, quant à la forme, de celui décrit par Paul d'Égine, sous le nom de cautère à ægilops.

Sperino (1) (de Turin), d'abord partisan très-déclaré de la méthode de Scarpa, abandonna par la suite l'emploi du clou dilatateur pour n'avoir recours qu'à la destruction du sac. Sperino, dont chacun connaît la grande expérience fut frappé de ce fait que les topiques employés par Scarpa étaient souvent insuffisants ; aussi, il les remplaça par des caustiques plus forts, tels que le nitrate acide de mercure, le beurre d'antimoine spontanément liquéfié, et le perchlorure de fer concentré. L'observation clinique le conduisit à formuler les trois propositions suivantes : 1° que le clou ou tout autre corps dilatateur n'est pas indispensable ; 2° que la guérison n'est ordinairement assurée que si le sac vient à être éliminé en totalité ; 3° que cette élimination n'abolit pas la perméabilité des voies lacrymales, puisque l'opération amène la disparition de l'épiphora. Il dit s'être assuré de la persistance de la perméabilité par le passage de collyres colorés, comme la solution de sulfate de cuivre, ou de collyres fortement sapides, jusque dans la narine correspondante. Nous avouons toutefois ne comprendre qu'avec peine comment, le sac une fois éliminé en totalité, les larmes puissent continuer à le traverser. Estor (2), qui n'admet pas cette persistance du passage des larmes explique d'une façon ingénieuse la cessation du larmoiement

(1) Sperino, *Du traitement radical de la Tumeur et de la Fistule du sac lacrymal*, par N. Manfredi. Turin, 1864.

(2) Estor, *Journal d'Anatomie et de Physiologie*, p. 102. 1866.

à la suite de l'oblitération complète du sac. Pour lui, le dessèchement et l'atrophie de la muqueuse des voies lacrymales et du méat inférieur, entraîneraient la perte de la propriété réflexe que possède cette muqueuse d'exciter la sécrétion de la glande lacrymale, d'où arrêt du larmoiement.

Quoi qu'il en soit, voici en quoi consiste le procédé de Sperino, imité depuis par d'autres chirurgiens. Il commence par inciser la totalité de la paroi antérieure du sac, y compris le tendon direct de l'orbiculaire, puis il introduit le spéculum de Magne, qu'il a légèrement modifié, et nettoie le sac avec de la charpie. Une fois l'écoulement sanguin arrêté, il cautérise deux à trois fois de suite l'intérieur du sac à l'aide d'une boulette de charpie chargée de caustique; il remplit ensuite la cavité de charpie sèche, et applique sur le tout des compresses d'eau glacée d'abord, et ultérieurement des cataplasmes émollients.

Par l'emploi du chlorure de zinc en déliquium, l'élimination du sac s'opère entre le troisième et le huitième jour. La douleur quoique vive cède promptement; toutefois il peut survenir de la réaction générale, avec œdème inflammatoire de la joue et de la paupière, quelquefois même de l'érysipèle. Dans des cas très-rares, il a vu survenir un phlegmon orbitaire qui s'est terminé heureusement. L'auteur recommande de panser journellement la cavité, afin d'obtenir une cicatrisation régulière du fond à la superficie. La durée du traitement varie entre vingt et trente-cinq jours. D'après Sperino, la cure serait complète et ce n'est que tout à fait exceptionnellement qu'il persisterait du larmoiement Il a vu deux fois ce dernier résultat sur vingt observations, ce qui donne la proportion de dix insuccès sur cent cas traités. Pour expliquer la persistance du larmoiement dans ces circonstances, Sperino fait intervenir soit une conjonctivite catarrhale à marche très-chronique, soit un certain degré d'ectropion ; mais il a garde de dire si ces deux complications, et surtout la dernière, sont ou non sous la dépendance du mode de traitement employé, lequel doit nécessairement donner lieu à une rétraction cicatricielle assez prononcée.

Warlomont (1), qui a fait usage de procédé de Sperino, l'a modifié en ce sens qu'une fois le sac ouvert il y introduit de l'éponge préparée, et n'en cautérise l'intérieur que vingt-quatre heure après.

La méthode de la cautérisation a subi quelques autres modifications que nous devons encore signaler. Ainsi, Reybard (2) incise le sac en totalité comme le fait Sperino, en dilate la cavité avec l'éponge préparée, suivant le procédé de Warlomont, puis en pratique la cautérisation à l'aide d'un crayon de nitrate d'argent, traversé dans son axe par un fil d'argent qui en prévient la cassure. Outre la pierre infernale, il s'est encore servi soit de la teinture d'iode, soit d'un mélange d'alun et de sulfate de cuivre. Quant au traitement consécutif, il consiste dans l'emploi de cataplasmes émollients. On le voit, le but de Reybard est différent de celui de Sperino : en se servant de caustiques peu énergiques, il cherche moins à détruire les voies lacrymales qu'à modifier favorablement leur vitalité.

Lacaze (3) procède autrement. Après avoir incisé le sac

(1) Warlomont. Mackenzie, t. III, p. 120.
(2) Reybard, *Bulletin de la Société de Chirurgie*. 1863.
(3) Lacaze, *Union Médicale*. 1864.

dans l'étendue de cinq millimètres, il injecte dans sa cavité quelques gouttes de teinture d'iode pure, avec la seringue d'Anel, et croit pouvoir en obtenir ainsi l'oblitération, ce qui nous paraît plus que problématique. Quoi qu'il en soit, il dit avoir guéri ainsi trois malades.

Rouault (1), de son côté, pratique au sac une ponction à l'aide de laquelle il introduit dans le canal nasal une tige de plomb, qu'il laisse en place pendant huit jours; il remplace alors cette tige par une sonde cannelée chargée de pâte de Vienne destinée à cautériser l'intérieur.

Delgado (de Madrid) (2) se déclare partisan de la destruction du sac dans la forme catarrhale de la tumeur lacrymale, et procède de la façon suivante : après avoir par une incision mis à nu le fond du sac, il tient les bords de la plaie écartés par un spéculum trivalve de son invention; puis, il introduit dans la cavité une ou plusieurs fois, suivant le besoin, de petits morceaux de pâte de Canquoin, qu'il préfère à tout autre caustique, à cause de sa puissance.

Th. Windsor (3) chloroformise le malade, pratique l'ouverture totale du sac et panse à la charpie pendant deux ou trois jours. Il introduit alors dans la cavité restée béante un linge enduit de pâte au chlorure de zinc, qu'il laisse une heure en contact, en ayant soin de respecter les lèvres de l'incision cutanée. L'auteur rapporte six cas de guérison obtenus de la sorte après une durée de traitement de quinze à vingt jours. Disons toutefois que ses malades conservaient

(1) Rouault, *Union Médicale*. 1864.
(2) Delgado, *Annales d'Oculistique*, t. LV, p. 236.
(3) Th. Windsor, *The Ophthalmic Review*. 1866.

un certain épiphora, léger et périodique, apparaissant seulement par les temps de vent.

Rava (1) se déclare partisan de la méthode de Scarpa combinée à celle de Sperino, et dilate à l'aide du clou en même temps qu'il cautérise avec le chlorure d'antimoine. Il rapporte dix observations qui lui paraissent concluantes, et prétend avoir toujours vu le cours des larmes se rétablir. Aussi, ajoute-t-il, cautérisation et oblitération ne sont pas deux termes synonymes comme on semble le croire trop généralement.

Dans tous les procédés que nous venons de passer en revue, on agit sur le sac soit en utilisant une fistule préexistante, soit en ouvrant cette cavité à l'aide du bistouri. Dans ceux que nous allons mentionner, et qui sont à peu près abandonnés aujourd'hui, on a suivi de préférence la *voie nasale.*

Gensoul, en 1824, chargeait le cathéter qui porte son nom de nitrate d'argent fondu, et l'introduisait de bas en haut à travers le canal nasal. Il est à présumer que dans ce cas l'action du caustique porte principalement sur ce dernier canal et beaucoup moins sur le sac. Ce procédé est d'ailleurs passible de toutes les objections qu'on a adressées au cathétérisme dit récurrent.

Une année plus tard, en 1825, Bermond proposa l'emploi d'un séton filiforme, enduit d'une pâte caustique, qu'il plaçait dans le canal nasal d'après le procédé dit de Méjean; il prenait soin que le caustique fût surtout en rapport avec la coarctation.

Dans l'exposé que nous venons de faire des divers procé-

(1) *Loc. cit.*, 1872.

dés de cautérisation, nous avons pu voir que le résultat n'est pas le même, suivant qu'on fait usage du cautère actuel et de caustiques puissants, laissés plus ou moins longtemps à demeure dans le sac, ou qu'on emploie de simples cathérétiques, tels que le nitrate d'argent fondu, le sulfate de cuivre, etc.

Dans le premier cas, on vise à l'oblitération du sac; dans le second, on ne fait que produire une modification, salutaire du reste, dans la vitalité de la surface muqueuse. Les procédés qui amènent ce dernier résultat doivent dès lors rentrer dans la méthode de cautérisation, dite modificatrice ou substitutive, méthode qui joue un grand rôle dans le rétablissement des voies naturelles des larmes et sur laquelle nous reviendrons plus loin. Toutefois, comme la plupart des auteurs que nous venons de citer se proposaient non de modifier les tissus, mais d'oblitérer ou de détruire la cavité du sac, nous avons cru devoir les passer les uns et les autres en revue dans cette leçon.

Le professeur Gosselin (1), qui fait exclusivement usage du chlorure d'antimoine déliquescent, dit n'avoir jamais vu le sac s'oblitérer, ainsi que le prouve la possibilité de faire passer une injection d'un conduit lacrymal à l'autre. Seule l'anatomie pathologique pourrait résoudre cette question, attendu que rien ne prouve qu'en pareil cas l'embouchure du canal nasal dans le sac reste également perméable. Pour le savant professeur de la Charité cela importe peu, vu qu'il vise uniquement à modifier et beaucoup moins, sinon pas du tout, à rétablir la perméabilité des voies lacrymales. Il

(1) L. Gosselin, *Clinique chirurgicale de l'hôpital de la Charité*, t. II, p. 71 à 93. Paris, 1873.

regarde, en effet, ce dernier but comme étant impossible à atteindre dans la grande majorité des cas.

Le docteur Bachi, élève de Sperino, a entrepris, sur notre conseil, des expériences sur les animaux, en vue de déterminer si la méthode de la cautérisation préconisée par son ancien maître permet aux voies lacrymales de conserver leur perméabilité, ou bien s'il y survient une oblitération. Le docteur Bachi publiera prochainement le résultat de ses recherches; en attendant, il nous a autorisé à dire qu'il pense que l'oblitération est la règle, et qu'il l'a constatée invariablement dans toutes ses expériences.

(B) *Excision du sac.* — L'extirpation totale du sac, dont l'idée première se retrouve dans Celse, a été pratiquée par Berlin (1), qui fit à cet égard une communication au Congrès de Heidelberg. L'auteur cite à l'appui de cette méthode sept observations qui lui paraissent concluantes. Outre la douleur et l'hémorrhagie qui accompagnent l'opération, l'inflammation et la suppuration qui la suivent, l'auteur signale la persistance de fistules cutanées qui laissent passer des larmes. Aussi, Berlin, dans les dernières opérations qu'il fit, pratiqua au préalable la ligature des points lacrymaux afin d'empêcher l'arrivée des larmes dans la plaie pendant la cicatrisation. L'auteur, se fondant sans doute sur l'absence d'un larmoiement notable, conclut, comme Sperino, que la filtration des larmes jusque dans le méat inférieur peut encore avoir lieu même après l'ablation complète du sac. Mais, ainsi que nous l'avons dit déjà, cette persistance de la perméabilité nous paraît tout à fait invraisemblable. La dimi-

(1) Berlin, *Klin. Monatsblätter für Augenheilkunde*. 1866.

nution ou la presque disparition du larmoiement s'explique, selon nous, par ce seul fait que l'irritation réflexe, exercée par l'inflammation du sac et de la conjonctive sur la sécrétion de la glande lacrymale, a complétement cessé. Il va sans dire qu'un résultat aussi favorable n'est à attendre que chez les individus qui normalement n'offrent qu'une sécrétion lacrymale peu abondante.

Businelli (1), dans une lettre adressée au professeur Magni, se déclare partisan de l'extirpation du sac, qu'il dit avoir pratiquée dès 1862. D'après Businelli, l'extirpation du sac, de même que la cautérisation destructive, n'empêche pas l'écoulement ultérieur des larmes dans le canal nasal ; il se forme alors, dit-il, dans la cicatrice, un pertuis fistuleux suffisant pour entretenir une lente filtration du liquide lacrymal. Nous nous contenterons de dire que cette assertion, tant qu'elle n'aura pas été confirmée par l'observation directe, nous paraît susceptible des mêmes remarques que l'opinion professée par Berlin.

2° *Oblitération des points et des conduits lacrymaux.* — Au lieu de s'attaquer au sac lacrymal, certains chirurgiens se sont bornés à empêcher l'arrivée des larmes dans son intérieur, et, pour cela, ils ont cherché à obtenir l'oblitération des points et des conduits lacrymaux. Pour justifier cette pratique, on s'est appuyé sur ce fait d'observation, que les individus qui offrent l'oblitération accidentelle de ces conduits, ont très-peu de larmoiement ou n'en ont point, ce qui, nous le savons, est loin d'être la règle.

Les moyens employés pour obtenir ce résultat, sont les suivants :

(1) Businelli, *Annales d'Oculistique*, t. LXX, p. 192.

Quesnel (de Saint-Malo) proposa le premier de cautériser les points lacrymaux. Bosche (de Lyon) pratiqua cette opération à l'aide d'un crayon de nitrate d'argent pointu. La cautérisation a été égalemenl faite à l'aide d'une aiguille chauffée au rouge, ou encore à l'aide du cautère électrique. Velpeau y a substitué l'excision avec les ciseaux; mais il avoue n'être point parvenu ainsi à oblitérer les conduits lacrymaux.

3° *Extirpation de la glande lacrymale.*— L'extirpation de l'organe sécréteur des larmes a été pareillement préconisée comme mode de traitement de la tumeur et de la fistule lacrymales. C'est un chirurgien belge, P. Bernard (1), qui, le premier, en 1843, proposa et exécuta cette opération. Il fut suivi dans cette voie par Textor (2) père, et quelques autres chirurgiens. Malgré un succès récent cité par Talko (3), nous ne regardons pas cette opération comme devant être acceptée, et nous appuyons notre opinion sur les considérations suivantes :

D'abord, le but qu'on poursuit, celui de tarir la source des larmes, ne peut être atteint que partiellement, vu l'impossibilité dans laquelle on est d'enlever en même temps que la portion orbitaire la portion intra-palpébrale de la glande.

Ensuite, l'altération chimique du liquide lacrymal qu'on a alléguée pour justifier l'extirpation de la glande lacrymale, en la considérant comme cause première de l'inflammation, n'est point prouvée.

Enfin, l'extirpation de la portion orbitaire de la glande n'est pas sans danger, puisqu'elle a exposé parfois au déve-

(1) P. Bernard, *Annales d'Oculistique*, t. X, p. 193.
(2) Textor, *Journal für Chirurgie und Augenheilkunde*, t. IV.
(3) Talko, *Annales d'Oculistique*, t. LXX, p. 207. 1873.

loppement d'un phlegmon de l'orbite. C'est sans doute pénétré de ces difficultés et de ces dangers, que Szokalski (1) a été conduit à proposer la ligature en masse des conduits excréteurs de cette glande, opération qui nous paraît non-seulement difficile à pratiquer, mais qui ne saurait offrir, suivant nous, que des résultats très-problématiques.

(1) Szokalski, *Annales d'Oculistique*, t X, p. 195.

TREIZIÈME LEÇON

DACRYOCYSTITE CHRONIQUE (SUITE).

Suite du traitement chirurgical. — 2° Rétablissement des voies lacrymales Injections; — Dilatation, moyens qui s'y rattachent : procédé de Bowman.

Deuxième méthode.

Rétablissement des voies d'excrétion des larmes. — Les moyens préconisés pour rétablir la perméabilité physiologique du canal lacrymo-nasal, remplissent l'indication vraiment rationnelle du traitement de la tumeur et de la fistule lacrymales. Ces moyens ont varié à l'infini depuis Anel qui en est le promoteur jusqu'à nos jours. Nous les passerons en revue en commençant par les plus simples.

1° *Injections.* — Les injections furent introduites dans la pratique par Anel en 1712. Ce chirurgien les faisait par les points lacrymaux, à l'aide de la seringue qui porte son nom. Saint-Yves et Heister pratiquaient des injections par l'orifice de la fistule, tandis que Laforest, Champion, Briot, Verpillat et Morgand ont utilisé dans le même but la voie nasale. Chassaignac, qui avait adopté ce dernier procédé, pratiqua une fenêtre à la sonde de Gensoul; il s'en servait pour lancer de bas en haut une douche d'eau à l'aide d'une pompe atmosphérique très-énergique. Il répétait la douche tous les deux ou trois jours. Enfin, depuis l'introduction de la seringue de Pravaz dans la pratique, on a proposé d'injecter le canal lacrymo-nasal en faisant une ponction à la paroi antérieure du sac.

La composition du liquide employé a beaucoup varié. Anel, qui attribuait aux injections une action purement mécanique, destinée à désobstruer les voies lacrymales de mucosités formant bouchon, se servait d'eau simple. Chassaignac employait également l'eau pure pour ses douches. Nous ne parlerons que pour mémoire du moyen proposé par W. Blizard (1), qui conseillait de substituer le mercure métallique à l'eau afin de mieux désobstruer le canal nasal.

Comme l'injection d'eau simple ne suffit pas pour modifier la muqueuse malade, on s'est servi tour à tour de solutions de sels de cuivre, de zinc, de nitrate d'argent; on a employé aussi les injections de glycérine et teinture d'iode. Mackenzie donne la préférence à une solution de potasse caustique, dans la proportion de 4 à 8 grammes pour 200 grammes d'eau.

En France, les injections de teinture d'iode ont été préconisées par divers chirurgiens. Nous citerons entre autres Boinet (2), Forget (3) et surtout Fano (4), qui en vante beaucoup les effets. Boinet se sert d'un mélange d'*une* partie

(1) Blizard, *Philosophical Transactions*, t. LXX. Année 1780.

(2) Boinet, *Iodothérapie*, vol. in-8, p. 733. Paris, 1855.

(3) Forget, *Union médicale*, p. 301. 1854.

(4) Fano, *Mémoire sur le catarrhe du sac lacrymal*, brochure, p. 28 à 38. Paris, 1863.

de teinture d'iode pour *deux* parties d'eau; Fano, d'un mélange à parties égales. D'après ce dernier auteur, le nombre des injections curatives d'iode a varié d'*une* à *huit*, jamais plus.

Les instruments dont on se sert pour pratiquer les injections, sont : la seringue d'Anel, d'un usage habituel; la seringue de Pravaz, portant à son extrémité une canule recourbée conique et suffisamment grosse pour boucher le conduit lacrymal; enfin, l'appareil à pompe de Fano. L'injection directe pratiquée par l'un des conduits lacrymaux, offre l'inconvénient de permettre au liquide injecté de refluer par le conduit opposé. Si ce liquide était irritant ou caustique, il pourrait déterminer ainsi, du côté de la conjonctive ou de la cornée, des effets inflammatoires fâcheux. Pour éviter cet accident, on a conseillé de boucher le conduit laissé libre à l'aide d'une petite tige de laminaria (Romié) (1), moyen que nous ne saurions approuver. On a encore employé dans le même but de petites pinces serre-fines, mais elles ont l'inconvénient de provoquer de la douleur, et, outre cela, elles sont sujettes à tomber sous l'effort du liquide injecté. A moins de se servir de pompe puissante, auquel cas le reflux serait encore plus à craindre, il arrive souvent que la colonne liquide ne parvient pas à franchir l'obstacle.

Pour obvier à tous ces inconvénients, on a eu l'idée heureuse de substituer à l'injection directe, l'injection rétrograde. On pratique cette dernière à l'aide d'une sonde ouverte à son extrémité, ou bien percée de trous sur les côtés, et qu'on introduit jusqu'au bas du canal nasal; le

(1) Romié, brochure in-8°. Liége, 1873.

pavillon de cette soude reçoit l'extrémité d'une seringue ou d'une pompe chargée de liquide. Les choses étant ainsi disposées, on pousse lentement sur le piston au fur et à mesure qu'on retire la canule : de cette façon l'injection se trouve en contact avec toute la longueur des parois du canal nasal, puis avec celles du sac; lorsqu'on est arrivé au conduit lacrymal, on cesse de pousser sur le piston et on dégage la sonde. De Wecker fait usage d'une sonde en argent offrant le diamètre d'un stylet Bowman, n° 3 ou 4. A. Sichel se sert d'une sonde plus grosse ayant le volume du stylet de Weber.

Romié (*loc. cit.*), dans le but d'empêcher la cautérisation de la conjonctive par reflux du liquide, imagina une seringue double, dont un compartiment contient le liquide caustique et l'autre un liquide neutralisant, par exemple une solution forte de nitrate d'argent d'un côté et de l'eau salée de l'autre. Cet instrument, outre qu'il est compliqué, laisse subsister l'objection tirée de la non-pénétration du liquide en cas de forte obstruction du canal nasal. Somme toute, l'injection rétrograde nous paraît devoir mériter la préférence.

Dans ces derniers temps, Verneuil (1) a substitué aux injections par les points lacrymaux, l'injection faite directement dans la cavité du sac à l'aide d'une seringue de Pravaz, armée d'une aiguille creuse. Le liquide dont il se sert est la teinture d'iode. Avant de pratiquer l'injection, il aspire le contenu de la tumeur lacrymale avec la seringue en question, puis, après avoir vidé l'instrument, il le remplit de teinture d'iode dont il pousse quelques gouttes dans le sac. Dès qu'il voit apparaître la coloration de l'iode au niveau des

(1) Verneuil, *Journal de Médecine et de Chirurgie pratiques*, t. XLIII. p. 299. 1872.

points lacrymaux, il tourne le piston en sens inverse pour que le liquide rentre dans le sac et n'aille pas toucher la conjonctive. Le chirurgien de la Pitié annonce avoir guéri quelques malades par ce procédé, mais il avoue que, dans un cas, l'injection ainsi faite a été suivie d'accidents inflammatoires très-graves du côté de l'orbite. C'est là un mode de traitement qu'on ne saurait juger en dernier ressort. Outre qu'il est passible des reproches précédemment adressés aux injections pratiquées de haut en bas, il a l'inconvénient de déterminer un traumatisme, pour le moins inutile, des parois du sac. Il peut même arriver que du liquide injecté, s'insinuant jusque dans les couches celluleuses de la région y développe une inflammation phlegmoneuse des paupières, ou, ce qui est plus grave encore, un phlegmon de l'orbite.

Les effets des injections sont très-variables. Les injections pratiquées avec l'eau pure servent à débarrasser les voies du mucus et autres liquides pathologiques qu'elles peuvent contenir. C'est pourquoi ce moyen trouve son application dans le catarrhe du sac, alors qu'il n'y a pas d'obstacle réel à l'écoulement des larmes. On peut en dire autant lorsqu'il existe un simple gonflement de la muqueuse. Par contre, avec un rétrécissement ou une oblitération complète, l'injection sera arrêtée alors même qu'on y aura recours à plusieurs reprises. C'est ainsi, du reste, que les injections constituent un bon moyen de diagnostic des coarctations fibreuses du canal nasal.

Lorsque la muqueuse est fortement enflammée, qu'elle a subi une exfoliation épithéliale ou qu'elle est devenue fongueuse, on se trouvera bien de substituer aux injections d'eau pure celles rendues modificatrices par l'addition de divers agents médicamenteux. Le degré de concentration du liquide devra naturellement varier suivant le cas, et, si des solutions faibles de sulfate de zinc ou de nitrate d'argent au $\frac{1}{500}$ ou au $\frac{1}{150}$ peuvent suffire dans les cas légers, il faut évidemment avoir recours à des solutions plus fortes lorsque la maladie est chronique.

Quoi qu'il en soit, les injections sont loin de donner à elles seules des résultats pleinement satisfaisants, et, pour appuyer cette assertion, nous ne saurions mieux faire que d'invoquer l'autorité d'Arlt (1), qui se déclare peu satisfait en somme de ce mode de traitement dans la cure de la dacryocystite. Il est vrai que Romié (*loc. cit.*), en partant de l'idée que l'élément principal de la maladie réside dans l'inflammation et non dans le rétrécissement, insiste sur l'utilité des injections modificatrices fortes (nitrate d'argent concentré ou teinture d'iode pure), et déclare avoir guéri tous les catarrhes du sac qu'il a observés; mais nous jugeons son opinion trop affirmative et nous pensons qu'elle ne sera pas sanctionnée par l'expérience.

2° *Dilatation.* — Cette méthode, aujourd'hui généralement employée, a pris naissance avec les travaux d'Anel et de J.-L. Petit, qui doivent en être considérés comme les vrais fondateurs.

Dès l'origine de la méthode, les chirurgiens ont procédé de différentes façons. Anel se servait du stylet fin qui porte son nom et qu'il conduisait jusque dans la narine en passant par le point lacrymal supérieur. J.-L. Petit employait des instruments dilatateurs plus gros qu'il faisait passer par la

(1) Arlt, *Annales d'Oculistique*, t. LXII, p. 36. 1869.

fistule ou par l'ouverture de la tumeur pratiquée du côté de la peau. Pouteau et Jourdan faisaient aussi l'ouverture du sac, mais du côté de la conjonctive, entre la caroncule et le bord palpébral.

Laforest et Allouel pénétraient dans les voies lacrymales de bas en haut par la narine. Laforest introduisait une sonde pleine, recourbée en arc, en vue de désobstruer le canal nasal; puis il remplaçait celle-là par une sonde creuse qui lui servait à injecter (à l'aide d'une seringue) des liquides modificateurs. On voit qu'ici la méthode de la dilatation se trouve combinée à celle des injections. Gensoul n'a fait que modifier la sonde de Laforest en lui donnant une longueur et une courbure appropriées.

Telles sont les diverses voies suivies par les chirurgiens de la première époque, auxquels il convient d'ajouter Scarpa, Ware, Dupuytren et quelques autres. Nous verrons que de nos jours c'est la méthode d'Anel plus ou moins modifiée, c'est-à-dire l'introduction d'instruments par les points et les conduits lacrymaux, qui, seule ou à peu près, se trouve mise en pratique.

Les agents dilatateurs eux-mêmes ont beaucoup varié. C'est ainsi qu'indépendamment des stylets et des sondes métalliques on s'est encore servi de sétons de fil (Méjean) ou de cordes à boyau (Pallucci); ces dernières étaient conduites dans une sonde flexible en or, placée au préalable dans le sac et le canal nasal. Larrey employait également une corde à boyau, plus grosse toutefois que celle de Pallucci. J.-L. Petit faisait usage d'une tente ou d'une bougie conique en cire. Scarpa se servait d'un clou conique en plomb : c'est le clou qui porte son nom; il ne diffère de celui de Ware que parce que ce dernier est en argent. D'ailleurs Scarpa, comme nous l'avons vu précédemment, ne se bornait pas à l'emploi du clou; avant de le mettre en place, il cherchait à déterger, suivant son expression, le sac à l'aide du nitrate d'argent, ou par l'introduction de mèches enduites de précipité rouge. Au dire de Velpeau, Dubois et Bougon, après Demours, avaient voulu remplacer le simple clou par des tiges recourbées en crosse à leur extrémité supérieure, disposition destinée à les empêcher de s'enfoncer par trop profondément dans le nez. Cette modification a été reproduite de nos jours à l'égard des stylets qu'on laisse à demeure. Enfin, dans ces derniers temps, Critchett et quelques autres chirurgiens anglais ont cherché à substituer aux sondes métalliques des tiges de *laminaria digitata*. Celles-ci, mieux que les cordes à boyau et que les tiges de gélatine (os décalcifiés), servent, en se gonflant, à dilater le canal jusqu'à ses dernières limites.

Les instruments dilatateurs cités plus haut sont destinés à ne rester en place qu'un temps ordinairement assez court, quelques heures au plus, exceptionnellement quelques jours; aussi rentrent-ils dans la méthode de la *dilatation* dite *temporaire*. Par contre, le moyen dilatateur qu'il nous reste à signaler, nous voulons parler de l'emploi de la canule à demeure, rentre dans la méthode de la *dilatation permanente*. Bien qu'actuellement ce ne soit plus là que de l'histoire de l'art, la canule à demeure a joué un rôle trop important dans le traitement de la tumeur et de la fistule lacrymales pour que nous ne lui consacrions pas ici une mention spéciale.

Foubert eut l'idée, le premier, de placer à demeure dans le canal nasal une canule conique en argent, longue d'environ un pouce. Lafaye rapporte que de son temps l'emploi de canules d'or et de plomb était très-fréquent. Ce moyen, abandonné à cause de l'opposition que lui fit Louis, fut repris en 1783 par Pellier, qui prétendit alors en être l'inventeur. La canule était tombée de nouveau en discrédit, lorsqu'elle réapparut en chirurgie pour y acquérir cette fois une grande faveur, grâce au prestige de Dupuytren qui en rendit l'usage pour ainsi dire universel.

Des inconvénients très-nombreux, et, la plupart du temps, un résultat final négatif, ne tardèrent point à faire naître de sérieux opposants à la méthode réhabilitée par Dupuytren. Pour donner une idée des critiques, méritées du reste, qu'elle eut à supporter, nous ne saurions mieux faire que de citer le passage que lui consacre Velpeau (1) dans sa *Médecine opératoire* : « Se croyant guéris, le lendemain ou le surlendemain de l'opération, les malades ne sont plus revus par le chirurgien ; tenant à savoir, dit Velpeau, ce qu'ils deviennent, je les ai suivis ou fait suivre autant que possible. J'ai vu de cette façon que la canule remonte très-souvent dans le sac lacrymal pendant les quatre premiers mois ; qu'il s'en échappe un grand nombre par les fosses nasales, avant la fin de la seconde année ; que celles qui restent en place se détériorent et se déforment au point de ne servir à rien ; qu'elles se brisent ou se remplissent tantôt d'un mastic noirâtre (sulfure d'argent), tantôt de concrétions pierreuses ou sablonneuses, d'autres fois s'obstruent par de la lymphe, du mucus concret, des replis membraneux, etc. ; de manière qu'au bout de deux ou trois ans, par exemple, il est peu de sujets qui, restant guéris, la conservent intacte dans le canal

(1) Velpeau, *Médecine opératoire* t. II, p. 330. Paris, 1839.

nasal ; enfin, qu'elle mérite presque tous les reproches que lui adresse Ware. » La seule excuse que trouve Velpeau pour justifier l'usage de la canule, c'est qu'à son époque c'était encore là le moyen le moins infidèle que possédât le chirurgien.

On peut ajouter au tableau précédent, tracé par Velpeau de main de maître, que la canule, agissant souvent comme corps étranger, enflamme les tissus, provoque de la douleur et développe un véritable phlegmon érysipélateux du sac, accidents qui empêchent le malade de la supporter même quelques jours. D'après notre propre observation, nous adresserons le même reproche au clou dilatateur, et aux autres tiges métalliques qu'on laisse à demeure dans le canal lacrymo-nasal.

Se basant sur les mauvais résultats obtenus par l'emploi de la canule, la plupart des chirurgiens avaient été conduits à abandonner de plus en plus les moyens dilatateurs ; aussi, est-ce à Bowman que revient l'honneur d'avoir remis en faveur le traitement par la dilatation. Grâce à des modifications ingénieuses, cette méthode est aujourd'hui acceptée et pratiquée par la grande majorité des chirurgiens contemporains. Nous indiquerons les procédés suivis dans la pratique habituelle.

Procédé de Bowman. — Le caractère fondamental de ce procédé consiste dans le passage, par les points et les conduits lacrymaux, de stylets ou de sondes en argent flexibles. On pousse ces instruments à travers le sac jusque dans l'extrémité inférieure du canal nasal. Bowman, au lieu de se servir de stylets fins, comme ceux d'Anel, se sert de stylets dont la grosseur varie depuis le diamètre d'un crin jusqu'à la limite de 1 millimètre : ils sont numérotés de 1 à 6 suivant leur épaisseur croissante (fig. 8). On conçoit que des sondes de ce volume ne pourraient être introduites sans opération préalable à travers le conduit lacrymal ; c'est pourquoi Bowman commence par fendre ce conduit. Le chirurgien anglais est loin, on le voit, de partager les idées admises jusqu'à lui sur la faculté absorbante des points lacrymaux, et l'observation journalière démontre les avantages de cette pratique.

Le procédé de Bowman permet de dilater le conduit lacrymo-nasal sans ouvrir le sac, ce qui constitue un véritable progrès réalisé sur les procédés plus anciens de dilatation. En outre, se guidant sur les faits observés dans le traitement des rétrécissements de l'urèthre, l'auteur ne laisse pas de sonde à demeure ; il pratique la dilatation temporaire, ne faisant durer le cathétérisme que de 10 à 20 ou 30 minutes au plus. En revanche, il introduit la sonde tous les jours ou tous les deux jours, pendant un temps généralement long, jusqu'à ce que tout obstacle à l'écoulement des larmes ait disparu.

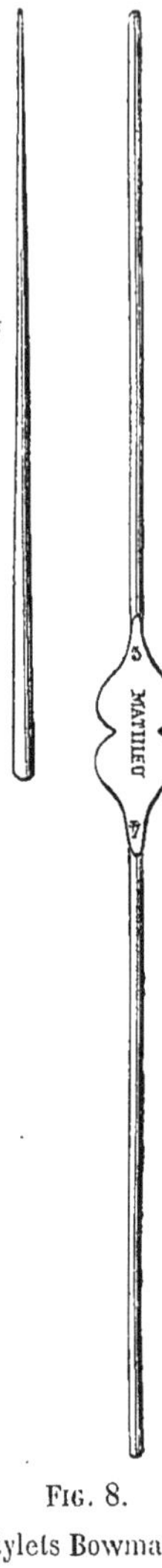

Fig. 8.
Stylets Bowman.

Le stylet dilatateur est engagé indifféremment par le conduit lacrymal inférieur ou par le supérieur. En Angleterre, on préfère se servir du conduit lacrymal inférieur, tandis qu'en France et surtout en Allemagne on utilise généralement le supérieur. Cette dernière pratique a le double avantage de s'adresser au conduit dont la direction se rapproche le plus de l'axe du canal lacrymo-nasal, et de laisser dans un état de parfaite intégrité le conduit inférieur, qui est la voie que suivent particulièrement les larmes pour pénétrer dans le sac. Toutefois, l'intégrité du conduit lacrymal n'étant pas absolument indispensable pour son fonctionnement, lorsque l'obstruction canaliculaire, qui complique souvent la dacryocystite, siégera dans le conduit inférieur, ce qui arrive ordinairement, on devra pratiquer le cathétérisme par ce dernier canal préalablement incisé. Il est clair que, dans ce cas particulier, on aura tout intérêt à rétablir la perméabilité du conduit par lequel les larmes ont le plus de tendance à s'écouler.

Nous ne parlerons pas ici des règles à suivre pour l'incision des conduits lacrymaux, ayant suffisamment insisté sur ce point particulier à propos de la coarctation de ces conduits. Nous indiquerons seulement la manœuvre d'introduction du stylet dans le canal lacrymo-nasal.

Si la coarctation n'est pas très-marquée, on fera bien de mettre de côté les stylets n°s 1 et 2, qui, à cause de leur finesse, peuvent perforer la muqueuse et cheminer, en la décollant, entre celle-ci et les os. On fait alors des fausses routes, qui provoquent de la douleur et du saignement, et qui ont, en outre, le grave inconvénient de déterminer de l'inflammation et d'exagérer l'obstruction du canal. Pour toutes ces raisons on donnera la préférence aux stylets n°s 3, 4, 5 ou 6, d'après le degré de la coarctation.

La sonde qu'on a choisie doit être tout d'abord recourbée plus ou moins suivant son grand axe, afin d'éviter la saillie de l'arcade sourcilière. Après l'avoir graissée légèrement avec de l'huile, on l'engage dans le conduit incisé, en l'inclinant selon la direction de ce conduit. L'instrument dilatateur est alors poussé doucement, jusqu'à ce que son extrémité, ayant pénétré dans le sac, arrive au contact de la paroi osseuse de la gouttière lacrymale.

Dans ce premier temps, on rencontre parfois au niveau de l'embouchure du conduit dans le sac, un certain obstacle qui arrête le stylet. On évitera cette difficulté en tendant légèrement le bord palpébral, qu'on attire dans la direction de la tempe, en ayant soin toutefois de ne pas trop le renverser en dehors. Les signes qui servent à reconnaître que l'obstacle en question a été réellement franchi sont très-nets. Le chirurgien perçoit un petit soubresaut qui donne la sensation d'une légère difficulté vaincue, et dès lors il peut continuer à pousser le stylet jusqu'à la rencontre de la paroi osseuse, sans que la paupière se fronce en se laissant entraîner vers le nez.

Dans le but de faciliter la manœuvre d'introduction, il sera bon de donner à la sonde une direction oblique de bas en haut et un peu d'avant en arrière lorsqu'on pénètre par le conduit inférieur, de haut en bas, au contraire, et également d'avant en arrière lorsqu'il s'agit du supérieur.

Dès que la sonde est parvenue dans le sac, on relève progressivement son extrémité temporale en appuyant très-légèrement l'extrémité opposée contre la gouttière lacrymale, puis on pousse lentement l'instrument dans la direction du canal nasal, en inclinant sa portion libre un peu en avant. On fait ainsi décrire au cathéter un arc de cercle, de façon à le placer dans la direction d'une ligne légèrement oblique de haut en bas et de dedans en dehors. Cette ligne passe par la tête du sourcil, suit la direction du pli naso-labial et va aboutir à la dent canine ; prolongée par en haut, elle irait rencontrer le plan médian du front à 2 ou 3 centimètres au-dessus de la racine du nez. Nous avons noté du reste, en parlant de l'anatomie, que cette obliquité varie suivant les sujets ; on peut dire, d'une façon générale, qu'elle est en rapport avec le développement du squelette de la face, et la largeur plus ou moins grande des fosses nasales. On devra se rappeler également que le canal nasal est en même temps incliné dans le sens antéro-postérieur de façon que la progression du stylet doit être accompagnée d'un léger mouvement de bascule en vertu duquel l'extrémité inférieure de l'instrument est dirigée en arrière et l'extrémité libre portée en avant. Si on oublie ce détail on court le risque de faire fausse route en décollant la muqueuse de la paroi antérieure du canal. Cet accident, plus fréquent qu'on ne le pense généralement, se caractérise par l'apparition ultérieure d'une ecchymose à la paupière inférieure.

Il ne faut pas non plus perdre de vue que le canal nasal, outre sa double obliquité en dehors et en arrière, offre une convexité externe, qui le fait saillir légèrement dans le sinus maxillaire. Aussi, lorsqu'il s'agit de franchir complétement ce canal et de pénétrer jusque dans le nez, il n'est pas sans importance de tourner en dehors la convexité de la sonde.

Dans toutes ces manœuvres, il faut procéder avec douceur, s'arrêtant à chaque obstacle pour reculer légèrement, puis avancer de nouveau en changeant tant soit peu la direction de l'instrument. Avec ces précautions on évite les déchirures de la muqueuse et les fausses routes qui sont très-communes, lorsqu'on n'apporte pas une grande attention à la pratique du cathétérisme.

Cette opération provoque parfois une certaine douleur, qui persiste même quelques heures après l'enlèvement du stylet. C'est surtout lorsqu'on se sert d'instruments d'un calibre trop considérable que cette douleur se fait sentir vivement, et nous avons rencontré des malades qui accusaient la dilatation par les stylets Bowman d'avoir déterminé chez eux de véritables attaques périodiques de névralgie orbito-nasale.

Il n'est pas rare non plus de voir, soit immédiatement après l'enlèvement du stylet, soit un quart d'heure ou une demi-heure plus tard, se manifester un léger saignement nasal. Le plus souvent, l'écoulement sanguin ainsi provoqué est très-peu abondant, et consiste dans un mélange de larmes et d'une faible quantité de sang qui colore le liquide en rose. Cette petite complication peut alors tenir tout simplement à l'état congestionné de la muqueuse, qui saigne au moindre contact. Lorsque, par contre, le sang sort pur et avec une certaine abondance, on doit admettre qu'on a fait une fausse route : il sera nécessaire, en présence d'un tel accident, de laisser passer quelques jours avant de pratiquer un nouveau cathétérisme; et, cette fois, la manœuvre du stylet devra être exécutée avec la plus grande prudence, et la plus grande délicatesse.

Si, malgré l'observation de toutes les règles signalées plus haut, et, en dépit d'une extrême attention apportée au cathétérisme, on n'arrive pas à franchir l'obstacle, on doit admettre qu'il s'agit alors d'une oblitération complète, ou d'une angustie trop considérable pour que la méthode de Bowman soit utilement appliquée.

Lorsque la sonde est introduite dans le canal nasal, on la laisse en place pendant vingt à trente minutes, en se guidant sur la tolérance des malades, tolérance variable avec les individus, mais subordonnée la plupart du temps à l'habitude qu'ils ont du cathétérisme. En général, le contact prolongé de l'instrument est supporté d'autant moins que l'inflammation est plus vive. De même, on laissera entre deux séances consécutives un intervalle d'un, de deux et même de trois jours, suivant le degré plus ou moins accentué de l'inflammation.

Comme pour l'urèthre, il ne faut songer à passer d'un numéro inférieur à un numéro supérieur que lorsque le premier pénètre avec aisance et sans provoquer de la douleur. L'expérience a, en effet, démontré que vouloir violenter le rétrécissement, c'est aller à l'encontre du but qu'on se propose, et qu'au lieu de raccourcir le traitement on en allonge la durée par les complications phlegmoneuses qu'on s'expose à provoquer.

Tel est, dans son ensemble, le procédé moderne de dilatation préconisé par Bowman, Critchett, etc. Bien que constituant un progrès réel sur le procédé suivi par Anel, au début de la méthode, il n'en est pas moins vrai que le *cathétérisme graduel*, employé seul, est loin de toujours fournir des résultats parfaits, ainsi que le prouve la pratique de tous les jours. Aussi, bien des chirurgiens l'ont-ils employé concurremment avec les injections ; d'autres l'ont remplacé par une nouvelle méthode, la stricturotomie ou sténositomie. Mais, avant de parler de ce nouveau mode de traitement, il nous reste à indiquer certaines modifications apportées au procédé de Bowman, et qui rentrent dans ce qu'on pourrait appeler le *cathétérisme forcé*.

QUATORZIÈME LEÇON

DACRYOCYSTITE CHRONIQUE (SUITE)

Suite du traitement chirurgical. — Procédé de dilatation de Weber. — Sondes laissées à demeure. — Stricturotomie de Stilling.

Procédé de Weber. — Le chirurgien allemand a tenté de substituer aux stylets de Bowman des bougies emplastiques ou en cire, de forme conique, offrant 1 millimètre 1/2 à leur petite extrémité, et garnies d'un mandrin pour les rendre plus résistantes. Dans le cas où il ne peut pas arriver à franchir ainsi le rétrécissement, il se sert d'une sonde métallique, formée de deux moitiés coniques, confondues par la base, et ayant chacune de 30 à 35 mill. de longueur (fig. 9). L'une

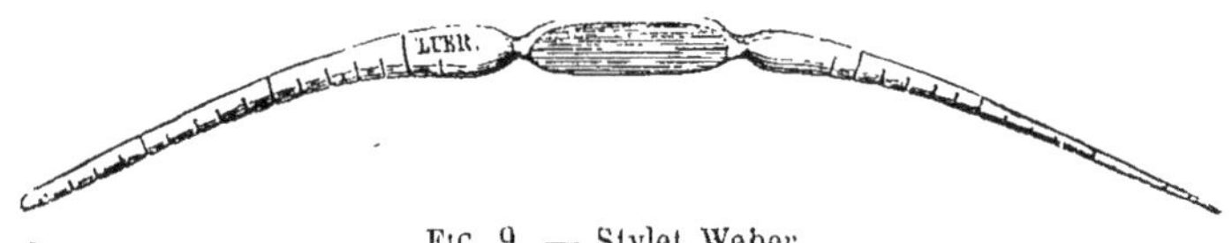

Fig. 9. — Stylet Weber.

de ces moitiés offre à son extrémité légèrement boutonnée le volume du n° 1 du stylet Bowman, et va ensuite en grossissant jusqu'à atteindre 1 mill., 5 à 2 mill. de diamètre. L'autre moité de la sonde, plus épaisse au bout que la précédente, atteint à sa base 2 mill. à 3 mill., 5. La manœuvre d'introduction de cet instrument est la même que celle de la sonde de Bowman; toutefois, ici, l'incision préalable du conduit lacrymal seul ne suffit plus, et il faut enlever un nouvel obstacle qui s'oppose à l'entrée de l'instrument dans le sac, le ligament palpébral interne. L'auteur en pratique le débridement sous-cutané à l'aide du couteau qui porte son nom, de la façon suivante :

Après avoir incisé le conduit lacrymal supérieur, Weber glisse la pointe mousse de son couteau le long de la partie postérieure du sac, et dans la direction du canal nasal, de façon à engager la lame des deux tiers de sa longueur; puis, maintenant le tranchant tourné en avant, tandis que la commissure externe des paupières est attirée vers la tempe, il fait basculer le manche du couteau en l'abaissant vers la joue : au même moment l'on perçoit au doigt une sensation de craquement qui indique la section du cordon fibreux.

Bien que la méthode de la dilatation forcée, pratiquée avec l'instrument de Weber, ait rencontré des opposants sérieux, il n'en est pas moins vrai qu'on lui doit un certain nombre de succès; aussi a-t-il eu des imitateurs, parmi lesquels nous citerons M. Warlomont qui se sert d'un cathéter gradué ayant beaucoup d'analogie avec celui décrit plus haut.

Critchett, revenant à l'idée, déjà ancienne, de cathéters qui se dilatent par imbibition, a conseillé des sondes de laminaria, fabriquées sur le modèle de celles de Bowman. Outre la douleur et l'inflammation qu'elles provoquent, il arrive parfois que ces sondes se gonflent beaucoup au-dessus et au-dessous de la coarctation, tandis qu'elles restent comme étranglées au niveau de celle-ci, ce qui entraîne de grandes difficultés pour leur extraction. C'est pourquoi les sondes en laminaria sont aujourd'hui généralement abandonnées.

Frappés de toutes les imperfections des procédés de dilatation jusqu'ici mentionnés, d'autres auteurs ont apporté différentes modifications à la méthode. Jaesche (1) (de Moscou), tout en considérant le procédé de Weber comme réalisant déjà un progrès, conseille d'y ajouter la section de la paroi externe du sac, dans l'étendue de 5 ou 6 millimètres. Si le canal nasal est obstrué, il l'ouvre à l'aide d'un trois-quarts ou d'un couteau pointu ; puis il y introduit une sonde cannelée conique, offrant le diamètre du n° 1 Bowman à la pointe, et celui du n° 4 à la base, et sur laquelle il incise le canal comme il sera dit ultérieurement.

John Green et Williams (2) (de Cincinnati), mécontents des résultats fournis par la méthode de Bowman, pratiquent le cathétérisme forcé avec de grosses sondes ; puis ils laissent à demeure un stylet conique en plomb, recourbé en crochet à son extrémité supérieure, imitant sur ce dernier point la pratique de Demours, de Bougon et d'autres. En somme, ils combinent le cathétérisme forcé avec le cathétérisme permanent. Cette même pratique a été préconisée par Galezowski (3), avec cette légère différence qu'au lieu d'employer un stylet en plomb dans toute sa longueur, il ajoute à la partie supérieure de la tige de plomb un fil d'or recourbé en crochet en outre, lorsqu'il y a en même temps ectasie du sac, il excise

(1) Iaesche, *Archiv für Ophthalmologie*, t. X, 1864 ; et *Annales d'Oculistique*, t. LVII, p. 52. 1867.

(2) Williams, *Transactions of the american medical Association*, et *Annales d'Oculistique*, t. LVII, p. 86. 1867.

(3) Galezowski, *Journal d'Ophthalmologie de Paris*, 1872, et *Annales d'Oculistique*, t. LXVII, p. 309.

une large portion de la paroi antérieure de celui-ci, comme le conseillent Bowman, Monoyer et autres.

Seely (1), chirurgien américain, accuse la méthode de Bowman d'être longue et fastidieuse. Il dit que beaucoup de malades qu'on croit guéris sont tout simplement fatigués du traitement, et, pour ce motif, cessent de se présenter. Il se déclare donc partisan du cathéter laissé à demeure. Ajoutons toutefois que l'auteur n'a pas dû en être complétement satisfait; car, tout en ayant la plus grande confiance dans cette méthode, il ne lui préfère pas moins la section de la coarctation, d'après le procédé de Stilling, qui constitue, dit-il, un progrès réel sur la dilatation.

A. Sichel (2), reconnaissant l'insuffisance de la méthode de Bowman et de celle de Weber, employées seules, combine ces dernières avec la stricturotomie de Stilling et l'emploi simultané d'injections modificatrices : nous aurons l'occasion de revenir plus tard sur cette pratique.

Savary (3) (du Mans) conseille d'ajouter à la méthode de Bowman l'emploi d'injections légèrement caustiques. Voici comment il s'exprime à l'égard de la dilatation : « Croire que le cours des larmes sera rétabli, que la dilatation du sac diminuera, que la sécrétion muco-purulente de la muqueuse s'arrêtera, que les autres complications rétrograderont rapidement, parce qu'une sonde d'argent trouve passage, voilà l'erreur dont la pratique donne journellement la démonstration. La sonde enlevée, la muqueuse sécrète, le sac se remplit, la voie est bouchée, l'épiphora continue et les com-

(1) Seely, *Annales d'Oculistique*, t. LXVI, p 13. 1871.

(2) Sichel, *Bulletin de Thérapeutique*. 1870.

(3) Savary, *Annales d'Oculistique*, t. LXIX, p. 47 1873.

plications aussi. » Ceci revient à dire que pour Savary, comme pour nous, l'élément phlegmasique entre pour une large part dans la production de l'imperméabilité du sac et du canal nasal.

Libbrecht (1) (de Gand), non satisfait, sans doute, de l'emploi des stylets de Bowman, en a fait construire sur un autre modèle. Les stylets de Libbrecht ne sont pas en argent, mais en platine. Ils ont une longueur de 4 centim. et correspondent comme diamètre au n° 1 de Bowman : ils sont creusés de trois cannelures longitudinales, et l'extrémité supérieure recourbée en crochet permet de les laisser à demeure. Deux ou trois fois par jour, tandis que le malade est invité à renifler, on instille entre les paupières un collyre au chlorure de zinc, composé de 3 à 5 centigr. de chlorure pour 5 gr. d'eau. L'auteur pense que, dans cette circonstance, le liquide légèrement caustique parcourt le canal lacrymo-nasal le long des cannelures du cathéter. Il arrive à appliquer ainsi conjointement les deux méthodes de la dilatation et des injections modificatrices. Il affirme que quinze à dix-huit jours suffisent pour tarir la sécrétion. Nous ne croyons pas toutefois que ce chirurgien ait trouvé d'imitateurs. Quant à nous, nous pensons qu'il y a avantage à combiner franchement la dilatation selon la méthode de Bowman avec les injections rétrogrades; ces dernières sont pratiquées à l'aide d'un cathéter creux, comme ceux préconisés par de Wecker et Warlomont.

3° *Incision* ou *Stricturotomie*. — L'idée première d'élargir le canal nasal, à l'aide d'une incision interne, appartient

(1) Libreclit, *Annales d'Oculistique*, t. LX, p. 125. 1868.

incontestablement à Gerdy et à Malgaigne (1). Tombée dans l'oubli aussitôt après, elle fut reprise et complétée, dans ces derniers temps, par Jaesche (de Moscou) et surtout par Stilling (de Cassel) dont le nom se trouve aujourd'hui attaché à la méthode.

Gerdy, qui, nous l'avons dit, est en quelque sorte le fondateur de la méthode de l'incision, ne divisait pas seulement la muqueuse, mais aussi la paroi osseuse du canal, et procédait de la façon suivante : Un bistouri étroit, courbé en serpette à son extrémité, était introduit de façon à attaquer l'os unguis de bas en haut le long de son bord antérieur; puis, le tranchant de l'instrument étant tourné en arrière et en dedans, on divisait verticalement l'unguis. Après cette opération, Gerdy introduisait de grosses mèches, servant à maintenir la paroi osseuse écartée, et croyait assurer ainsi l'élargissement définitif du canal.

Le procédé que Jaesche (de Moscou) (*loc. cit.*) met en usage dans les cas difficiles et pour lesquels les procédés de Bowman et de Weber se sont montrés insuffisants, se pratique comme il suit : Après incision préalable du conduit lacrymal (le supérieur ou l'inférieur) et débridement du côté externe du sac, Jaesche divise la partie rétrécie du canal à l'aide du bistouri, qu'il glisse sur une sonde cannelée conique. Cette incision est pratiquée d'abord en dehors; si elle ne suffit pas, on la répète sur le côté interne du canal. Pour empêcher ensuite la réunion des lèvres de la solution de continuité, Jaesche se sert d'une corde à boyau ou d'un fil de plomb, qu'il passe tous les jours en ayant soin de le

(1) Malgaigne, Thèse de concours, 1873.

laisser en place quelques heures. Il continue le traitement par le cathétérisme et les injections. Pour pratiquer ces dernières, il se sert d'un petit ballon en caoutchouc vulcanisé, portant des canules convenables. En un mot, l'auteur combine, comme Gerdy, la section à la dilatation, et il ajoute les injections.

Procédé de Stilling (1). — L'auteur admet l'existence constante des valvules de Huschke et de Béraud, et il note, dans le chorion muqueux, la présence d'éléments fibreux abondants ainsi que d'éléments élastiques et caverneux. Partant de ces données anatomiques, Stilling reconnaît comme cause de rétrécissement : 1° des replis valvulaires hypertrophiés; 2° la substitution du tissu cicatriciel au tissu élastique normal de la muqueuse; et il conclut à la nécessité de la stricturotomie comme moyen général de traitement de la tumeur lacrymale.

Le couteau dont il se sert offre une lame triangulaire, mesurant 13 millim. en longueur, sur 3 millim. de large à la base et 3/4 de millimètre seulement vers la pointe, qui est arrondie. Le manche, long de 10 centim., est aplati et présente une épaisseur de 2 millimètres.

A l'aide de ce couteau, Stilling fend le conduit lacrymal jusque dans le sac ; puis une sonde fine, n° 1 Bowman, est introduite pour explorer le canal lacrymo-nasal. S'il existe quelque rétrécissement au niveau de la jonction du sac avec le canal, ou sur le trajet de ce dernier, on plonge le couteau, le tranchant dirigé en avant, jusque dans le nez;

(1) Stilling, *Ueber die Heilung der Verengerungen der Thränenwege mittelst der inneren Einschnitt. Ein neues Operationverfahren.* — Voyez aussi *Annales d'Oculistique*, t. LIX, p. 224. 1868.

puis on change la direction de la lame pour inciser de même dans trois ou quatre directions différentes, de telle façon qu'on parvient à tourner le couteau sur son axe dans tous les sens. On le retire alors et l'on sonde de nouveau pour rechercher s'il reste quelque coarctation; dans le cas où le canal n'est pas complétement libre, on réintroduit l'instrument tranchant qu'on fait agir comme précédemment.

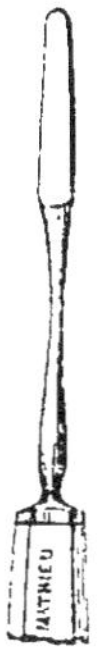

Fig. 10. Couteau Stilling.

Les suites de cette opération sont généralement peu sérieuses. Ainsi l'hémorrhagie est minime ou nulle; point de réaction digne d'être notée; la paupière inférieure se gonfle et s'infiltre assez souvent, il est vrai, d'un peu de sang, mais les malades continuent à vaquer à leurs occupations.

Stilling ne fait *point de traitement consécutif*, sauf le cas où il y a complication de blépharite, qu'il combat du reste par les moyens ordinaires.

Les *résultats* seraient toujours favorables. D'après l'auteur, la guérison des cas les plus graves ne réclamerait, en moyenne, que de quatorze à dix-huit jours. Dans les cas légers deux ou trois jours suffiraient pour faire disparaître la maladie.

Chez les premiers malades qu'il traita par cette méthode, la guérison ne s'est pas maintenue, ce que l'auteur attribue au peu de profondeur de l'incision, qu'il combinait alors à la dilatation de Bowman. Depuis cette époque, se guidant, dit-il, sur l'expérience des chirurgiens français (Maisonneuve, Sédillot, etc.), pour l'uréthrotomie, il fit des incisions plus profondes et renonça à tout cathétérisme consécutif. Il rapporte qu'il n'a plus eu dès lors de récidives à enregistrer, bien qu'il ait tenu ses malades en observation pendant plusieurs mois. Nous dirons plus tard ce qu'il faut penser de ces assertions.

Warlomont (1) dit avoir été satisfait de cette méthode dans une trentaine de cas, dont il ne relate que huit. L'opération a été suivie soit d'un succès complet, soit d'une amélioration extrêmement sensible. Quant aux récidives, sans oser rien affirmer, l'auteur exprime l'espoir qu'elles seront évitées par cette méthode : il se fonde en cela sur les succès qu'il a obtenus et dont plusieurs remontaient à cinq ou six mois. Plus loin, Warlomont ajoute qu'en cas de blennorrhée du sac, les moyens modificateurs de la vitalité de la muqueuse lui paraissent indiqués comme adjuvants de la méthode de Stilling. On le voit, le chirurgien belge est moins absolu dans ses conclusions que Stilling.

Terson (2) (de Toulouse), dans un cas de catarrhe ancien remontant à treize ans, traité par l'incision suivant le procédé de Stilling, constatait, huit mois plus tard, que sa malade était guérie, mais en conservant toutefois du larmoiement, que le chirurgien attribue à l'oblitération ancienne du conduit lacrymal inférieur.

Nous avons déjà parlé de A. Sichel, qui, non satisfait sans doute de la méthode pure de Stilling, y ajoute la dilatation forcée de Weber et l'emploi d'injections modificatrices. Voici maintenant quelles sont ses conclusions : « Nous ne prétendons pas guérir par ce moyen tous les rétrécissements

(1) Warlomont, *Annales d'Oculistique*, t. LX, p. 117. 1868.
(2) Terson, *Annales d'Oculistique*, t. LXIII, p. 85. 1870.

du canal nasal, seulement nous affirmons cette guérison quatre fois sur cinq. De plus, le malade se trouve, en vingt-quatre heures, aussi avancé qu'après trois mois d'un traitement quelconque, ayant pour objet la poursuite de restauration du canal dans son calibre physiologique. »

W. Seely (1), ayant essayé la méthode de Stilling sur vingt-cinq malades, est arrivé aux résultats que voici : cinq cas sur vingt-cinq ont nécessité une réopération, ou bien l'emploi de la dilatation; la durée moyenne du traitement des autres malades a été de trois semaines. Cette méthode lui paraît surtout avantageuse pour les enfants, chez qui on ne pourrait guère songer à la dilatation, tandis qu'à l'aide des anesthésiques rien n'est facile comme la stricturotomie.

Les conclusions de l'auteur américain sont : 1° que la méthode de Stilling abrége d'une manière surprenante la durée du traitement dans le plus grand nombre des cas; 2° qu'elle est susceptible d'application à presque tous les rétrécissements du canal nasal; 3° que, lors même qu'elle semble avoir échoué, elle n'en contribue pas moins à abréger la durée de la dilatation; 4° qu'à part deux cas de forte ecchymose palpébrale, il n'a noté aucune complication consécutive.

Williams (2) (de Cincinnati) dit s'être servi de la méthode de Stilling dans quatre cas graves, dont un avait été traité inutilement jusque-là par les sondes. Bien qu'il ait eu à enregistrer deux récidives survenues cinq à six semaines après l'opération, Williams ne se déclare pas moins partisan

(1) Seely, *loc. cit.*, p. 135, et *Medical World*, de New-York.

(2) Williams, *Arch. für Augen-und Ohrenheilkunde*, 1871, et *Annales d'Oculistique*, t. LXVI, p. 162.

de la section, en considérant qu'il s'agissait ici de cas éminemment défavorables.

U. Trélat (1) accepte l'incision interne, qu'il pratique à l'aide du couteau de Weber, plus rarement à l'aide du couteau de Stilling. Habituellement il se contente d'une seule incision, suivie du cathétérisme répété tous les jours avec la sonde Bowman n° 6. Giraud-Teulon (2) s'est déclaré également partisan de cette méthode.

Ayant mis en pratique la stricturotomie de Stilling un très-grand nombre de fois, nous lui avons reconnu des avantages incontestables. Ainsi :

1° Comparée à la méthode de Bowman, elle raccourcit d'une façon remarquable la durée totale du traitement.

2° En présence de catarrhe léger du sac, il nous a suffi maintes fois d'une seule séance pour guérir définitivement nos malades. On conçoit l'importance de ce résultat, lorsqu'il s'agit d'enfants qu'on est obligé de chloroformiser à chaque tentative nouvelle de cathétérisme par la méthode de Bowman.

3° Dans les cas de catarrhe ancien, ou lorsque le sac a suppuré, nous faisons toujours suivre la section par le cathétérisme; grâce à cette combinaison, la durée du traitement considérablement diminuée.

Il arrive parfois qu'après une première section, et malgré la continuation du cathétérisme, la coarctation du canal tend à se reproduire. En pareille occurrence, nous n'hésitons pas à revenir deux et trois fois à l'opération de Stilling.

(1) U. Trélat, *Bulletin de la Société de Chirurgie*. Juin 1872.

(2) Giraud-Teulon, même séance de la Société de Chirurgie. Juin 1872.

4° Jamais nous n'avons vu cette opération provoquer le moindre accident.

Tels sont les nombreux moyens proposés tour à tour en vue de restituer au canal lacrymal, plus ou moins rétréci, ses dimensions normales. La multiplicité même de ces moyens témoigne, comme nous avons déjà eu l'occasion de le dire, de leur imperfection. Sans doute, s'il y a coarctation véritable, fibreuse ou cicatricielle, la méthode de la dilatation ou de la section trouveront leur application; mais ici même, et surtout lorsqu'il ne s'agit que d'un gonflement inflammatoire de la muqueuse devenue friable, saignante ou fongueuse, il est de toute nécessité de chercher avant tout à modifier sa vitalité. On emploie dans ce but des injections diverses, astringentes ou caustiques, et mieux encore, le nitrate d'argent fondu porté directement dans les voies lacrymales, soit à travers un orifice spontané ou artificiel du sac, soit par les conduits lacrymaux préalablement fendus. Dans ce dernier cas, on devra se servir d'instruments spéciaux dont la construction est plus ou moins calquée sur la sonde à cuvette de Lallemand.

Il va sans dire que lorsqu'on se décide pour l'incision interne, à laquelle nous reconnaissons des avantages réels, il faut ajouter le cathétérisme des voies et le continuer jusqu'à ce que tout larmoiement ait disparu. Ici, comme partout ailleurs, la cicatrice qui succède à la section offre habituellement une tendance à se resserrer, et ce n'est que par la dilatation qu'on parvient à s'opposer au rétrécissement consécutif.

QUINZIÈME LEÇON

DACRYOCYSTITE CHRONIQUE (SUITE).

Suite du traitement chirurgical. — Cautérisation modificatrice. — Méthode mixte suivie par l'auteur : (A) dans la Dacryocystite suppurée; (B) dans la Dacryocystite chronique.

4° *Cautérisation modificatrice.* — Nous avons déjà parlé de la cautérisation appliquée à la destruction du sac, nous ne la considérerons ici que dans son emploi comme agent modificateur de la muqueuse enflammée. Cette méthode, dont Scarpa est véritablement le promoteur (voir page 159), s'emploie seule ou combinée à la dilatation. Pour notre compte nous pensons, comme Warlomont, qu'à la cautérisation il faut toujours joindre le cathétérisme, et, comme nous devons à ce genre de traitement mixte des succès nombreux et incontestables, nous croyons devoir y insister d'une façon toute particulière.

Les dacryocystites qui peuvent être traitées avantageusement par la cautérisation, aidée de la dilatation, doivent être divisées en deux groupes. Dans le *premier* se placent les dacryocystites offrant une inflammation vive et qui entraîne la suppuration avec ou sans formation de fistule. Dans le *second* se trouvent rangées les dacryocystites chroniques avec catarrhe du sac, dont les parois sont tantôt amincies et élargies, d'autres fois, au contraire, épaissies et comme lardacées.

A. *Dacryocystite suppurée avec ou sans fistule.* — Lorsqu'un malade se présente à nous, portant une tumeur rouge et acuminée dans la région du sac, et qu'à l'aide de la pression digitale on fait refluer par les points lacrymaux du muco-pus, nous posons en règle générale qu'il faut pratiquer, avec le bistouri une ouverture à la paroi antérieure du sac entre le tendon de l'orbiculaire et le rebord inférieur de l'orbite. Cette incision a le double avantage de débarrasser complétement le sac du pus que sécrètent continuellement ses parois enflammées, et d'amener très-rapidement la disparition des signes phlegmoneux, comme cela s'observe pour les abcès chauds, quelle qu'en soit l'origine. Pour favoriser la résolution, nous prescrivons d'ailleurs au malade l'application de cataplasmes de fécule de pomme de terre.

Nous avions, pendant quelque temps, conçu l'espoir que la section des conduits lacrymaux, jointe à l'incision de la partie correspondante du sac, suffirait peut-être pour donner un libre écoulement au pus, tout en permettant d'éviter la ponction cutanée et la formation de la petite cicatrice qui parfois lui succède. Mais l'expérience, conforme sur ce point à tout ce que nous savons en chirurgie sur le traitement des abcès, n'a pas tardé à nous enseigner que ces deux modes d'ouverture sont loin d'amener le même résultat favorable. Pour faire cesser les accidents phlegmasiques, tant locaux que généraux, il ne suffit pas seulement d'ouvrir une collection purulente, mais il faut l'ouvrir dans un lieu déterminé : ce lieu d'élection, c'est constamment la partie la plus déclive de l'abcès, ce qui correspond, dans le cas qui nous occupe, à l'endroit que nous avons précisé tout à l'heure.

Après l'ouverture de la paroi antérieure du sac, s'il n'existe pas une inflammation de voisinage par trop vive, nous cautérisons immédiatement l'intérieur de la cavité, à l'aide d'un crayon de nitrate d'argent pointu. Nous portons l'extrémité du crayon dans toutes les directions et surtout en haut, vers les conduits lacrymaux, et en bas, dans le point correspondant au canal nasal. Nous nous attachons ainsi à cautériser toute la paroi interne du sac afin de détruire les fongosités, s'il y en a, et de modifier, en tout cas, franchement la vitalité de la muqueuse. Dans les cas d'inflammation très-vive des tissus voisins, nous attendons un jour ou deux en prescrivant des cataplasmes émollients, ainsi que des fomentations chaudes d'eau de guimauve ou d'eau de sureau; lorsque les phénomènes phlegmoneux ont notablement diminué, nous cautérisons l'intérieur du sac comme il vient d'être dit, à l'aide du nitrate d'argent.

Conjointement à l'ouverture et à la cautérisation du sac, et dans la même séance, nous incisons l'un ou l'autre des conduits lacrymaux, le plus généralement le supérieur, à l'aide du petit couteau de Weber, et nous pratiquons le cathétérisme de Bowman avec les sondes n°s 3, 4 ou 5, suivant le cas. Si ces stylets franchissent le canal avec aisance, c'est là une preuve qu'il n'y a pas de coarctation véritable, et que la phlegmasie seule est justiciable de l'engorgement des voies. Dans le cas contraire, ce serait une perte réelle de temps, souvent même une cause définitive d'insuccès que de chercher à obtenir la libération des voies par la dilatation progressive. Il est alors bien préférable de pratiquer immédiatement la section interne ou stricturotomie, soit avec le même couteau de Weber, qui a servi à fendre le conduit lacrymal, soit avec le couteau de Stilling. Cela fait, on peut introduire de suite les numéros 5 ou 6 de Bowman, qui non-seulement parviennent sans obstacle jusque dans la narine, mais ballottent en quelque sorte dans le canal, tellement la voie se trouve largement frayée. Les jours suivants, le cathétérisme, que nous ne faisons pas durer plus de vingt à trente minutes, est répété; nous le continuons jusqu'à ce que toute inflammation ait disparu, que le sac cicatrisé ait repris son volume et sa consistance normale, que toute sécrétion muqueuse ait cessé, et que le larmoiement lui-même ait disparu.

Dans beaucoup de cas, une seule cautérisation pratiquée de la sorte nous a suffi pour arriver au but; dans d'autres cas, nous avons dû répéter cette opération deux fois, et plus rarement trois fois. Exceptionnellement, nous joignons la cautérisation du canal nasal dans toute sa hauteur par l'introduction d'un gros stylet cannelé, en argent, dans la cannelure duquel nous faisons fondre préalablement de la poudre de nitrate d'argent cristallisé; il suffit de tourner l'instrument plusieurs fois sur son axe pour toucher également tous les points de la muqueuse avec le caustique.

Que cette cautérisation ait été répétée ou non nous n'avons jamais pris la précaution, indiquée partout, de garantir du caustique les lèvres de l'incision cutanée, à l'aide d'un petit spéculum à valves; jamais nous n'avons vu en résulter aucun inconvénient, jamais nous n'avons observé de trajet fistuleux persistant.

Lorsqu'il y a fistule cutanée préexistante, le procédé de

cautérisation que nous employons est exactement le même; sauf que nous modifions légèrement le mode d'incision de la paroi antérieure du sac. Ainsi, après avoir introduit un stylet de Bowman par les voies naturelles des larmes, pour servir de conducteur, nous élargissons suffisamment l'ouverture fistuleuse à l'aide d'un bistouri glissé sur une sonde cannelée; ce débridement est pratiqué soit vers le haut, soit vers le bas, et le plus souvent dans ce dernier sens. Nous cautérisons ensuite le sac seul ou le sac et le canal nasal, de la façon indiquée précédemment.

B. *Dacryocystite chronique avec ectasie du sac ou avec épaississement lardacé des parois.* — En pareil cas, les altérations matérielles de la muqueuse enflammée ne sauraient encore être mieux modifiées que par les cautérisations au nitrate d'argent, pratiquées à l'aide de l'incision de la paroi antérieure du sac. Ce n'est que dans les cas de dilatation extrême, connus sous le nom de relâchement du sac et de mucocèle, qu'on peut songer à y joindre l'excision, ainsi que nous le dirons plus tard. Sans doute, on pourrait penser qu'une cautérisation interne, pratiquée après le cathétérisme ou le débridement des points coarctés, remplacerait avantageusement l'incision et la cautérisation externes; mais l'expérience nous a enseigné que cette pratique est plus défectueuse et qu'ici encore, en employant le même procédé de traitement qu'à l'égard de la dacryocystite suppurée, on a les meilleures chances d'une guérison certaine et très-rapide.

Reste, il est vrai, à répondre à cette objection, qu'on risque ainsi de produire une cicatrice difforme dans la région du sac. Pour notre compte, nous croyons que c'est là une crainte pour le moins exagérée, et nous fondons cette opinion non-seulement sur notre propre pratique, mais aussi sur la pratique de plusieurs chirurgiens éminents : dans tous les cas où nous avons eu l'occasion d'appliquer cette méthode, nous n'avons jamais eu à signaler de difformité cicatricielle tant soit peu apparente. C'est à peine si, au bout de quelques semaines ou de quelques mois, on parvient à y reconnaître un petit liséré blanchâtre, absolument linéaire, et qu'on aurait peine à apercevoir si l'on n'apportait la plus grande attention. Ce qui constitue de véritables cicatrices difformes, ce sont les fistules succédant à un amincissement excessif ou à une induration calleuse des parois ; ce sont surtout des phlegmons répétés du sac avec production de fistule cutanée temporaire ou permanente : accidents que l'on évite tous, à peu près sûrement, si l'on intervient de bonne heure de la façon précédemment indiquée.

Nous n'avons pas parlé jusqu'ici des cas de *dacryocystite simple* où il n'y a que du larmoiement avec peu ou point de distension du sac, lequel contient habituellement une certaine quantité de mucus transparent ou légèrement puriforme. Ici, l'ouverture de la paroi antérieure du sac, et la cautérisation à ciel ouvert nous paraissent constituer des moyens encore utiles, il est vrai, mais disproportionnés à la gravité du mal. Comme il est de règle, en chirurgie, de proportionner les moyens à l'importance des lésions, nous nous contentons, dans cette circonstance, de la dilatation par la méthode de Bowman. De plus, si cela est nécessaire, nous pratiquons l'incision interne de Stilling, à laquelle nous associons soit les injections modificatrices, soit préférablement les cautérisations par le nitrate d'argent solide que nous introduisons jusqu'au bas du canal nasal à l'aide d'un instrument porte-caustique approprié.

La forme de ces instruments porte-caustique a beaucoup varié, mais tous sont constitués à peu près de la même façon, et consistent en une sorte de sonde creuse dans laquelle glisse un stylet terminé par une cuvette qui reçoit le caustique solide : c'est dire qu'ils sont, avec une réduction considérable dans les dimensions, construits sur le modèle de la sonde porte-caustique uréthrale de Lallemand.

Dans ces cas peu graves de dacryocystite chronique, le traitement sera continué par l'emploi du cathétérisme de Bowman, et prolongé jusqu'à cessation complète du larmoiement.

La *durée* du traitement mixte que nous indiquons ici est généralement courte, et bien des fois nous avons été émerveillé de la rapidité avec laquelle, en une ou deux semaines, des tumeurs lacrymales graves, avec ou sans fistule, se sont trouvées transformées en un simple larmoiement.

Les succès produits par ce traitement se comprennent très-bien, lorsqu'on songe que la méthode s'adresse aux deux principaux éléments constitutifs de la maladie, à savoir, à la phlegmasie de la muqueuse d'une part, et à l'obstacle mécanique d'autre part.

Déjà Scarpa, en associant la dilatation à la cautérisation, avait parfaitement compris l'importance de l'emploi simultané de ces deux agents ; toutefois, sa méthode de dilatation par un clou laissé à demeure, et l'absence des ressources très-précieuses que nous possédons aujourd'hui (section des conduits lacrymaux, dilatation de Bowman, stricturotomie de Stilling), rendaient ce genre de traitement beaucoup moins efficace qu'il ne l'est actuellement. Il n'en ressort pas moins de cette étude que, contrairement aux idées du jour, la cautérisation, qui, dès la plus haute antiquité, a rendu de grands services dans le traitement de la dacryocystite, devra être conservée sinon comme moyen exclusif de traitement, du moins comme un élément thérapeutique de premier ordre. Ainsi s'explique la supériorité de la méthode thérapeutique *mixte* que nous préconisons et à laquelle nous attachons une grande valeur.

Nous avons dit précédemment que des tentatives ont été faites, surtout en Amérique, pour réhabiliter le cathétérisme permanent et qu'on s'est servi dans ce but de tiges métalliques laissées à demeure. Plusieurs fois nous avons eu recours à ce moyen, sans que le résultat nous ait satisfait. Par suite du séjour prolongé d'un corps étranger dans le canal lacrymo-nasal, il se développe assez souvent une inflammation phlegmoneuse vive, accompagnée de gonflement de la muqueuse et de douleurs intolérables qui obligent à enlever l'instrument. D'autres fois, le cathéter est mieux supporté, mais aussitôt qu'il a été enlevé, la muqueuse du canal se gonfle de nouveau, et l'imperméabilité des voies lacrymales réapparaît avec ses suites. Pour toutes ces raisons, nous donnons la préférence au *cathétérisme temporaire*, répété aussi souvent et aussi longtemps que l'exige chaque cas particulier.

L'emploi du *cathétérisme seul*, ainsi que le pratique Bowman, a pu rendre des services dans les cas simples où le larmoiement constitue toute la maladie. Le cathéter, en effet, a une double propriété : il agit surtout mécaniquement comme corps dilatant; accessoirement, il devient modificateur de la vitalité de la muqueuse. Nous avons un exemple de cette seconde propriété dans les services que rendent journellement les bougies appliquées au traitement de l'uréthrite chronique. Mais, on le conçoit, cette action modificatrice ne se produit guère que dans les cas les plus simples, alors que la muqueuse des voies lacrymales, très-légèrement altérée dans sa texture, conserve encore ses propriétés physiologiques. Voilà sans doute pourquoi la grande majorité des dacryocystites ne bénéficie de la dilatation que dans une mesure restreinte.

Il suffit d'avoir suivi pendant quelque temps un service spécial des maladies des yeux, comme celui que nous possédons dans notre hôpital, pour se convaincre que la méthode de Bowman a été prônée outre mesure. Nous avons connu bien des malades qui, depuis dix-huit mois et même deux ans, subissaient régulièrement le passage de stylets, conjointemen à l'emploi d'injections détersives ou modificatrices, et qui, en dépit de la longueur désespérante du traitement, larmoyaient toujours et offraient encore des signes évidents de catarrhe du sac. Les tentatives nombreuses faites partout pour améliorer la méthode de Bowman et les témoignages des auteurs précédemment cités démontrent suffisamment, croyons-nous, des imperfections et des incertitudes de la dilatation simple appliquée au traitement de la dacryocystite.

Le véritable progrès, dans l'état actuel de la science, réside dans la combinaison, suivant les cas, des méthodes de Bowman ou de Stilling, ou même de ces deux méthodes réunies avec la *cautérisation modificatrice* et *non destructive* du sac et du canal nasal, cautérisation pratiquée soit par une ouverture de la paroi antérieure du sac, soit par l'un des conduits lacrymaux préalablement incisé.

Ce n'est pas à dire toutefois que cette méthode mixte elle-même constitue le dernier mot de la science à l'égard du traitement de la tumeur et de la fistule lacrymales. Si, en effet, elle arrive rapidement à faire disparaître les complications et à réduire la maladie à sa plus simple expression, assez souvent même à guérir complétement; l'observation longue et attentive de nos malades nous a appris néanmoins qu'il est des cas, encore trop nombreux, où elle laisse subsister un certain degré d'épiphora. Ce larmoiement est, il est vrai, la plupart du temps léger et intermittent, mais il n'en est pas moins gênant et ne laisse pas que de constituer pour les malades une véritable infirmité. A ce point de vue, on peut avancer que, malgré les progrès très-importants et indiscutables réalisés dans ces derniers temps, *le larmoiement constitue pour le chirurgien la véritable pierre d'achoppement* dans le traitement de la dacryocystite.

C'est pour combattre ce reliquat de la maladie, qui résiste au traitement, que A. Graefe (1) a proposé et pratiqué l'excision de la caroncule; il dit avoir vu, dans certains cas, cette opération amener, en un jour, la guérison d'un épiphora rebelle. Voici comment cet auteur s'exprime sur le larmoiement dont il est question :

« Malgré les travaux parus dans ces dernières années, le traitement des affections du sac lacrymal et du canal nasal n'a point encore atteint toute sa perfection. Les chirurgiens

(1) A. Graefe, *Klin. Monatsblätter für Augenheilkunde*, p. 223 à 232, et *Annales d'Oculistique*, t. LXII, p. 238. 1869.

rencontrent bon nombre de cas, dans lesquels la perméabilité du sac ou du canal est complète, les altérations de la muqueuse sont guéries, la position des paupières est normale, les muscles présidant à l'écoulement des larmes ont une action régulière, et, cependant, un épiphora rebelle ne persiste pas moins. » A. Graefe conclut à la nécessité d'exciser la caroncule lacrymale, attendu que, d'après ses observations, le gonflement et la proéminence de cette partie peuvent déterminer un obstacle mécanique à l'écoulement des larmes, même après le débridement du conduit lacrymal inférieur.

Nous avons tenu à citer ce passage, moins pour justifier l'utilité de cette petite opération, qui cependant trouvera son application dans certains cas, que pour montrer combien notre appréciation sur l'imperfection de nos moyens actuels de traitement est conforme à celle émise par un des auteurs les plus compétents en pareille matière.

SEIZIÈME LEÇON

DACRYOCYSTITE CHRONIQUE (SUITE).

Suite du traitement chirurgical. — 3° Création de nouvelles voies. — Perforation de l'os unguis. — Perforation du canal nasal. — Perforation du sinus maxillaire. — Traitement applicable à quelques variétés de tumeurs et de fistules lacrymales. — Traitement médical de la Dacryocystite.

TROISIÈME MÉTHODE

Création de nouvelles voies. — Divers procédés ont été préconisés en vue de créer des voies lacrymales artificielles. Ils se réduisent à trois principaux que nous examinerons successivement.

Perforation de l'os unguis. — Cette pratique, décrite tout au long par Celse, Paul d'Égine et Archigène, qui l'ajoutaient à la destruction du sac, fut continuée par les Arabes et les arabistes. Tous ces chirurgiens pratiquaient l'opération de préférence à l'aide du fer rouge. Abandonnée ensuite pendant longtemps, elle fut reprise par Woolhouse, et c'était la méthode de traitement employée à peu près exclusivement à l'époque où parurent les travaux de J.-L. Petit et de Méjean. Nous parlerons succinctement des procédés principaux mis en usage par les chirurgiens des temps modernes.

Woolhouse ouvrait le sac en totalité, comprenant dans l'incision tout le tendon de l'orbiculaire, et il pansait à plat.

Un à trois jours après, il perforait l'unguis à sa partie inférieure, de façon à pénétrer dans les fosses nasales. Des mèches servaient à maintenir la brèche béante, et finalement il y plaçait à demeure une canule en or.

Saint-Yves, afin d'éviter un ectropion presque fatal avec le procédé de Woolhouse, respectait dans son incision le tendon de l'orbiculaire, puis il perforait l'unguis avec le cautère actuel. Plus tard on s'est servi, dans ce dernier but, d'un trocart ou d'un véritable emporte-pièce, comme celui imaginé pour cette opération par J. Hunter. Mais, dans tous ces procédés, il y avait constamment oblitération de la brèche, ainsi que l'avait observé déjà Guy de Chauliac.

Dans ces derniers temps, Reybard (*loc. cit.*) a tenté de ressusciter cette opération complétement abandonnée. Son instrument, calqué sur celui de Deleau, en usage pour la perforation de la membrane du tympan, se compose : 1° d'une vrille en tire-bouchon, à l'aide de laquelle il traverse l'os unguis par une ouverture qui n'a pas plus d'un millimètre; 2° d'une canule tranchante, qui joue sur la vrille de façon à couper indifféremment les parties dures et les parties molles jusque dans le nez. La perte de substance ainsi produite mesure 5 millimètres de diamètre. L'auteur dit avoir obtenu par ce procédé dix-huit succès sur vingt-sept opérations.

Foltz (1) (de Lyon) imagina, dans le même but, un instrument qui a la forme d'une pince : l'une des branches supporte une canule à emporte-pièce de 5 à 6 millimètres de diamètre, tandis que l'autre, recourbée, est destinée à pénétrer dans le méat moyen pour servir de support à la canule tranchante. Cette disposition rappelle la pratique de Hunter,

(1) Foltz, *Annales d'Oculistique*, t. LIII, p. 136 et 238. 1860 et 1864.

qui introduisait dans le méat, pour servir de support à la canule tranchante, une plaque en corne ou en ébène. Toutefois, ainsi que le fait observer Velpeau (1), cette introduction dans le nez d'un corps assez volumineux étant difficile, on remplacerait avantageusement l'instrumentation compliquée de Hunter par le compas emporte-pièce de Talrich.

Mais revenons au procédé suivi par Foltz. Ce chirurgien, justement préoccupé de l'occlusion de la nouvelle voie, cherche à s'y opposer en introduisant par le nez, à travers la brèche osseuse, et cela tous les deux ou trois jours, un cathéter courbe analogue à la sonde de Gensoul, terminé en pas de vis. L'auteur a même pensé à porter dans le sac, par cette voie, des liquides modificateurs.

Les résultats annoncés par le chirurgien lyonnais sont les suivants : sur 26 opérations, il dit avoir obtenu 15 guérisons, 6 améliorations et 5 insuccès. Ce qui manque toutefois pour entraîner une conviction entière à cet égard, c'est que les malades ne paraissent pas avoir été suivis assez longtemps.

Giraud-Teulon, dans un cas où il dut recourir à la création d'une nouvelle voie, apporta au procédé de Foltz une modification qui consiste à faire pénétrer l'emporte-pièce dans le sac, non plus en perforant la peau, mais en sectionnant au préalable les deux conduits lacrymaux, le supérieur et l'inférieur, ainsi que toute la paroi externe du sac. Quoiqu'il n'ait pu ramener, dans la canule emporte-pièce, la rondelle ostéo-bi-muqueuse, son malade cessa de larmoyer, et la guérison persistait quand il le revit six mois plus tard.

(1) Velpeau, *Médecine opératoire*, t. III, p. 338.

Perforation d'un canal nouveau dans la direction de l'ancien canal oblitéré. — Monro pratiquait cette opération avec une alène. Wathen, et, après lui, Dupuytren, se servirent dans le même but d'un foret. Après la perforation, ils maintenaient la voie ouverte en y introduisant une canule à demeure. Mais l'observation démontre que c'est une illusion que de croire à la possibilité de reformer un canal sur le trajet de l'ancien, et la vérité est que, dans ce cas, on procède à tout hasard. Autant vaudrait, croyons-nous, se contenter de la perforation de l'unguis, qui constitue une opération tant soit peu méthodique.

Perforation du sinus maxillaire. — Enfin on a songé, dans le cas d'oblitération du canal nasal à sa partie inférieure, à établir une communication entre celui-ci et le sinus maxillaire. Cette idée avait été émise primitivement par Saint-Yves, mais elle fut bientôt oubliée, et c'est à Laugier que revient d'avoir pratiqué la première opération de ce genre. La manœuvre opératoire consiste tout simplement à diriger la pointe d'un trocart vers la paroi externe du canal nasal. Il va sans dire qu'une canule métallique doit être placée à demeure pour maintenir béante l'ouverture artificielle. Ce procédé offre non-seulement, comme ceux mentionnés précédemment, la tendance à l'oblitération de la brèche osseuse, ce qui rend nécessaire le séjour permanent d'une canule dans la nouvelle voie; mais il a, en outre, le grave inconvénient d'entraîner une accumulation constante de larmes, de mucus, et même de pus dans le sinus maxillaire. Personne, en effet, n'ignore que l'antre d'Highmore constitue une véritable cavité close, ne communiquant que très-difficilement avec le méat moyen des fosses nasales, par le trou de l'infundibulum, orifice étroit qui siége à la partie la plus élevée du sinus maxillaire.

Ces divers procédés, mis en œuvre pour créer aux larmes une voie artificielle, jouissent aujourd'hui de très-peu de faveur, et, sauf quelques cas tout à fait exceptionnels d'oblitération osseuse du canal nasal, ils nous semblent tous devoir être rejetés. Encore croyons-nous qu'en présence de ces cas rares d'obstruction osseuse complète, il serait préférable d'avoir recours à l'oblitération artificielle des voies lacrymales par la cautérisation destructive du sac, surtout s'il s'agit de malades n'offrant qu'un larmoiement très-léger et intermittent.

TRAITEMENT APPLICABLE A QUELQUES VARIÉTÉS DE TUMEURS ET DE FISTULES LACRYMALES

Le *relâchement du sac* constitue une complication fâcheuse. Cette complication est rangée, avec raison, parmi celles qui apportent le plus d'entraves au traitement. Pour la combattre, Fabrice d'Acquapendente proposa le premier d'exercer une compression sur le sac, à l'aide d'un appareil spécial, qui consiste en une sorte de bandage à ressort muni d'une pelote : cet appareil, connu sous le nom d'*oculaire*, fut imité plus tard par J.-L. Petit et Scharp. Complétement abandonné depuis, ce moyen de compression ne reparut dans la thérapeutique de la tumeur lacrymale qu'en 1854, époque à laquelle Bonafond (1) vint en rappeler l'emploi dans une communication qu'il fit à l'Académie de médecine.

(1) Bonafond, *Bulletin de l'Académie de Médecine*. 1854.

Garangeot (1), s'appuyant sur la difficulté d'application de l'oculaire et sa tendance invincible au déplacement, avait préconisé à sa place l'emploi d'une boulette de papier brun mâché, maintenue sur la tumeur à l'aide d'un bandage. A mesure qu'elle se sèche, la boulette se moule sur la partie, de façon à produire partout une compression uniforme.

Le cathétérisme pratiqué avec de *gros stylets* a été également proposé contre le relâchement du sac; mais cette méthode n'est réellement efficace que si la distension des parois reconnaît pour cause un rétrécissement du canal nasal; et encore, dans ce dernier cas, l'incision interne de Stilling nous paraît-elle préférable. Il s'en faut de beaucoup d'ailleurs que le rétrécissement soit la règle. La plupart du temps on constate que le canal est élargi, et la maladie semble constituée uniquement par la viscosité du mucus et l'amincissement plus ou moins marqué des parois du sac devenues très-lâches.

D'une façon générale, la dilatation méthodique du canal lacrymo-nasal ne devra venir qu'en seconde ligne. Elle sera réservée pour compléter un traitement qui s'attachera particulièrement à débarrasser le sac de son contenu, à modifier la vitalité de la muqueuse et à diminuer l'étendue des parois relâchées. On arrivera à ce résultat en ouvrant la paroi antérieure du sac, en cautérisant directement l'intérieur de la cavité, et en appliquant sur la plaie des pansements à plat; on ajoutera, s'il y a lieu, l'excision d'une portion plus ou moins considérable de la paroi antérieure. Nous allons du reste dire quelques mots de cette opération.

(1) Garangeot, *Traité des opérations de Chirurgie*, t. III, p. 78. Paris, 1731.

L'excision partielle du sac fut introduite dans la pratique par Boyer, qui dit l'avoir employée plusieurs fois avec succès. Elle a également fourni d'heureux résultats entre les mains de Von Hammon (1) et de Bowman (2). Par contre, Mooren, ayant pratiqué une fois cette opération, s'en déclare médiocrement satisfait. Monoyer (3) recommande l'excision partielle de la paroi antérieure du sac dans les seuls cas de dacryocystectasie simple ou hypertrophique, et surtout dans cette dernière forme. D'ailleurs, comme l'excision seule lui paraît insuffisante, il conseille d'y combiner le cathétérisme méthodique et des injections de sulfite de soude.

Le *mucocèle* du sac lacrymal constitue un autre état pathologique qui demande un traitement spécial. Comme il s'agit ici, en quelque sorte, d'une cavité close ne communiquant ni avec les conduits lacrymaux, ni avec le canal nasal, il est clair que la compression n'aurait plus de raison d'être. Les deux indications principales qui se présentent dans le mucocèle sont les suivantes :

1° Rendre aux conduits lacrymaux et au canal nasal leur perméabilité normale par l'emploi du cathétérisme méthodique, suivant le procédé de Bowman, ou, mieux encore, par l'incision interne de Stilling. Weber (4) conseille d'ajouter à la dilatation la section interne du ligament palpébral.

2° Diminuer la capacité de la poche, s'il y a lieu, par l'excision partielle de sa paroi antérieure ; sinon, pratiquer la ponction cutanée du sac et agir directement, dans les deux

(1) Von Hammon, *Annales d'Oculistique*, t. XXVII, p. 26. 1852.
(2) Bowman, *Annales d'Oculistique*, t. LI, p. 214. 1861.
(3) Monoyer, *Archives générales de Médecine*, p. 20. 1873.
(4) Weber, *Arch. für Ophthalmologie*, t. VIII, p. 107.

cas, sur sa muqueuse par des injections détersives et modificatrices. Telle est la méthode que Galezowski (1), entre autres, a préconisée.

Pour terminer cette étude du traitement chirurgical de la dacryocystite, il nous reste encore à parler des opérations appliquées à certaines *fistules persistantes*, qui continuent à rester ouvertes malgré le rétablissement de la perméabilité physiologique des voies lacrymales.

Si l'on a affaire à des trajets multiples, qui naissent du sac par un orifice commun, comme cela s'observe habituellement, il faut commencer par inciser tous ces trajets et panser à plat; on arrive ainsi à ramener la fistule à son état de simplicité.

Si l'unguis ou quelque autre partie voisine du squelette se trouve dénudée, cariée ou nécrosée, on doit s'attacher à modifier l'os malade par des caustiques énergiques, ou à l'extirper, si cela est nécessaire; s'il existe des séquestres, on les enlèvera avec soin. En général, lorsque les complications ont disparu et que le canal nasal est désobstrué, la fistule lacrymale s'oblitère d'elle-même, et il est à peine nécessaire d'en toucher parfois les bords devenus calleux, à l'aide d'un caustique ou du fer rouge. Il est toutefois des cas, rares il est vrai, où, par suite de la largeur de la fistule et de la transformation cicatricielle des parties molles avoisinantes, il devient indispensable d'avoir recours à une opération autoplastique.

Divers procédés ont été mis en avant pour obtenir l'occlusion d'une fistule lacrymale persistante : nous signalerons les principaux.

(1) Galezowski, *Journal d'Ophthalmologie de Paris*. 1872.

Dans un premier procédé, on excise les bords épaissis de la fistule, après les avoir circonscrits par une incision allongée verticalement; puis on cherche, à l'aide de la dissection, à mobiliser la peau voisine, et l'on réunit finalement les lèvres de la plaie par des points de suture. Ce procédé est aujourd'hui à peu près abandonné, à cause du tiraillement considérable des tissus qu'il entraîne, et qui fait presque toujours échouer la réunion.

Dieffenbach a complété ce procédé en y ajoutant des débridements latéraux, qui transforment l'une des lèvres de la perte de substance ou toutes les deux en une sorte de pont cutané, facile à rapprocher : c'est là, comme on voit, un véritable procédé d'autoplastie par glissement. Le chirurgien allemand place en outre dans la plaie latérale, une petite mèche de charpie, destinée à favoriser l'écoulement des larmes pendant les deux ou trois jours nécessaires à la réunion des lèvres avivées de la fistule. Au bout de ce temps, les points de suture sont enlevés, et, s'il subsiste quelque petit pertuis fistuleux, des cautérisations légères en font justice.

Dans un cas de fistule lacrymale congénitale très-compliquée, à propos de laquelle H. Bérard avait pratiqué, quelques années auparavant, la perforation de l'unguis et placé une canule à demeure, Chassaignac employa une méthode autoplastique particulière. Après avoir excisé les bords de la fistule en forme de V, ayant la pointe tournée vers le nez, il disséqua deux lambeaux triangulaires, l'un supérieur et l'autre inférieur, à l'aide d'une incision verticale pratiquée au sommet de l'excision en V; puis il fit glisser les deux lambeaux à la rencontre l'un de l'autre, de façon à les réunir par une suture. Cette dernière fut enlevée le second jour, et le succès de l'opération fut complet. Ce procédé rentre dans la méthode autoplastique dite par déplacement ou échange de lambeaux.

Il arrive parfois que la dacryocystite chronique se complique d'une toute petite *fistulette*, laissant passer de temps à autre une goutte de larmes, absolument transparente. Tant que cette espèce de soupape existe, le malade est débarrassé de son larmoiement; en même temps, on voit cesser la sécrétion anormale du sac qui se réduit progressivement de volume, au point de devenir même plus petit qu'à l'état normal. Nous avons dit, en parlant de l'anatomie pathologique, qu'en présence d'une oblitération du canal nasal, Mackenzie considère cet état comme une terminaison en quelque sorte naturelle et pour ainsi dire favorable de la dacryocystite chronique. Desmarres conseille également de respecter, dans les mêmes conditions, le trajet fistuleux. Quant à nous, nous ne saurions partager entièrement cette manière de voir, et nous croyons que l'on ne devra se dispenser d'intervenir chirurgicalement que dans le cas où il n'y aurait guère lieu d'espérer que la dilatation et l'incision interne ne puissent rétablir la perméabilité du canal nasal. Encore faudrait-il, dans cette dernière circonstance, se demander si une large trépanation de l'unguis, ou, préférablement, une oblitération complète du sac par les caustiques, ne vaudrait pas mieux que la persistance d'une difformité gênante pour le malade.

TRAITEMENT MÉDICAL DE LA DACRYOCYSTITE

Ce traitement ne devra jamais être négligé, et ses indications sont tirées principalement de l'état de la constitution du malade et de l'existence de certaines diathèses.

Comme on a souvent affaire à des enfants et à des adolescents des villes, d'un tempérament lymphatique ou scrofuleux, il faut prescrire une alimentation substantielle, fortement azotée, ainsi que l'usage des corps gras et des boissons fermentées; on conseillera, en même temps, le séjour au grand air et à la campagne, qui sont appelés à rendre de réels services. Quant aux médicaments, les ferrugineux, les préparations amères, l'iodure de potassium, le sirop antiscorbutique et surtout l'huile de foie de morue, seront fort utiles.

Si la dacryocystite reconnaît la syphilis pour cause, on emploiera le traitement usité contre les manifestations habituellement tardives de cette dyscrasie. L'iodure de potassium à doses relativement élevées, 1 gramme ou 2 grammes par jour, et même davantage, en fera la base; on ne négligera pas non plus les frictions hydrargyriques. Les toniques, et au besoin l'huile de foie de morue, interviendront efficacement pour modifier le tempérament ordinairement lymphatique et la constitution débilitée des malades qui sont sous le coup d'une dacryocystite de ce genre; aussi les prescrira-t-on concurremment avec les préparations spécifiques.

Telles sont les données principales du traitement de la tumeur lacrymale et des complications pour ainsi dire immédiates qui peuvent en être la suite; mais il nous reste encore à dire quelques mots au sujet de la thérapeutique de certains états morbides qui coexistent parfois avec la dacryocystite. Nous voulons parler de la conjonctivite tarsienne, simple ou granuleuse, de la blépharite glandulo-ciliaire, et de diverses éruptions eczémateuses ou impétigineuses des fosses nasales, tous états qui, par propagation de l'inflammation dans le sac et le canal nasal, retardent la guérison et exposent à des rechutes.

On fera disparaître ces affections de voisinage par l'emploi des diverses pommades ou collyres préconisés en pareil cas, par des cautérisations légères à l'aide du sulfate de cuivre ou de solutions légères de nitrate d'argent. En même temps, on prescrira, s'il y a lieu, des injections nasales avec des liquides émollients, astringents ou modificateurs; c'est ainsi qu'on emploiera l'eau de sureau ou de graine de lin, les solutions de chlorure de sodium, l'eau de mer, les eaux sulfureuses, ou l'eau de Saint-Christau, suivant l'indication particulière.

FIN

TABLE DES MATIÈRES

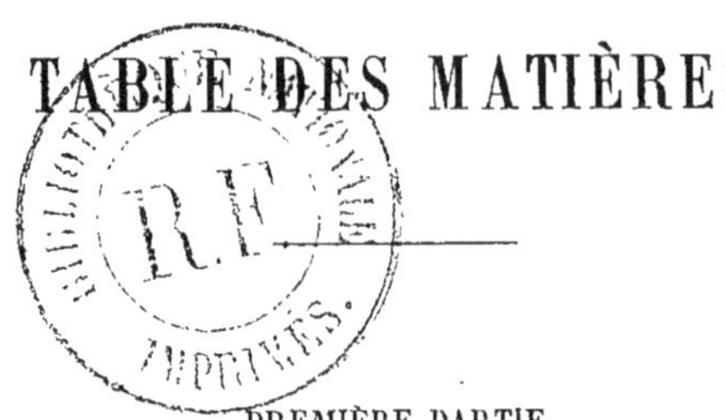

PREMIÈRE PARTIE

AFFECTIONS DE LA GLANDE LACRYMALE

SECONDE PARTIE

AFFECTIONS DES VOIES D'EXCRÉTION DES LARMES

FIN DE LA TABLE DES MATIÈRES.

PARIS. — IMPRIMERIE DE E. MARTINET RUE MIGNON, 2.

www.ingramcontent.com/pod-product-compliance
Ingram Content Group UK Ltd.
Pitfield, Milton Keynes, MK11 3LW, UK
UKHW012208240726
13966UKWH00002B/656